Die Hygiene als soziale Frage

Rudolf Steiner

DIE HYGIENE ALS SOZIALE FRAGE

Von der Natur- zur Geisteswissenschaft

Rudolf Steiner Ausgaben

Der Wortlaut der in den *Rudolf Steiner Ausgaben* gedruckten Vorträge Rudolf Steiners geht auf die ursprünglichen Klartextnachschriften und Erstdrucke zurück, unter Berücksichtigung der danach erfolgten Veröffentlichungen.

5. Auflage 2021

Herausgeber: Rudolf Steiner Ausgaben
(Monika Grimm, Bad Liebenzell)
Redaktion: Pietro Archiati, Bad Liebenzell
Druck: GGP Media GmbH, Pößneck

ISBN: 978-3-86772-162-2

Rudolf Steiner Ausgaben e. K.
Burghaldenweg 37 · D-75378 Bad Liebenzell
Telefon: (07052) 935284 · Telefax: (07052) 934809
anfrage@rudolfsteinerausgaben.com
www.rudolfsteinerausgaben.com

Inhalt

des Schülers bewirkt. Der intellektualistische Mensch erlebt seine Freiheit dadurch, dass er sich im Denken von der Wirklichkeit entfernt *S. 33*

- Das «Verhalten des Menschen zu Wachen und Schlafen» hat eine «ungeheure Bedeutung ... für die Disposition für epidemische Krankheiten» (S. 41). In der «Dreigliederung» des sozialen Organismus erlebt der Mensch im Geistesleben Freiheit, im Rechtsleben Gleichheit und im Wirtschaftsleben Solidarität *S. 40*
- «Nur einige Andeutungen wollte ich Ihnen ... darüber geben, wie ... das Gebiet befruchtet werden kann, auf dem heute noch Autoritätsglaube und blinde Unterwerfung hingenommen werden müssen.» (S. 49) *S. 48*

Fragenbeantwortung

Liebe Leserin, lieber Leser!

In diesem Vortrag geht Rudolf Steiner auf die zentrale Frage ein: Wie kann man Hygiene und Demokratie – soziale Verantwortung und freie Selbstbestimmung – miteinander in Einklang bringen? Die aktuelle Corona-Krise scheint, die Gesellschaft immer tiefer in zwei Lager zu spalten. Die einen sehen in der Impfung die einzige Rettung, die anderen schrecken vor ihren Nebenwirkungen zurück.

Rudolf Steiner redet über soziale Hygiene aus einer unmittelbaren Erfahrung des Geistigen. Er beschreibt – vereinfacht gesagt – wie in einer Krankheit Geist und Körper aufeinander wirken, wobei der Geist als selbstständige, ursprüngliche Wirklichkeit gesehen wird. Er beschreibt Wirkungen einer mangelhaften Erziehung, die erst im Alter zutage treten. Auch eine Impfung kann erst viel später Wirkungen hervorbringen, die als solche nur durch Wahrnehmung im Übersinnlichen erkannt werden können.

Wir leben in einer Zeit, in der uns die materialistische Wissenschaft in ein soziales Chaos zu stürzen droht. So wünschen wir diesem Vortrag Rudolf Steiners, dass es recht viele Menschen gibt, die erfahren möchten, was eine moderne Geisteswissenschaft über die wichtigste Frage zu sagen hat, die heute alle Gemüter bewegt.

Monika Grimm und Pietro Archiati
Rudolf Steiner Ausgaben

Die Hygiene als soziale Frage

Von der Natur- zur Geisteswissenschaft

Dornach, 7. April 1920

Meine sehr verehrten Anwesenden!

Dass die soziale Frage zu den die Gegenwart am meisten beschäftigenden Angelegenheiten gehören soll, das wird in weitesten Kreisen nicht bezweifelt. Überall, wo man nur ein wenig Herz für das hat, was sich in der Gegenwart aus der Entwicklung der Menschheitsgeschichte heraus ergibt, was da an drohenden oder zu bearbeitenden Impulsen für die Zukunft vorliegt, fasst man es zusammen unter dem Namen der «sozialen Frage».

Man muss aber sagen, dass auch die Betrachtung, die Behandlung der sozialen Frage in der Gegenwart an dem Grundübel leidet, mit dem so vieles in unserem Erkenntnis- und moralischen Leben, in unserem ganzen Zivilisationsleben behaftet ist: dass auch die soziale Frage an dem Intellektualismus unserer Zeit leidet. Sie leidet daran, dass die Probleme häufig bloß in den Gesichtswinkel einer intellektualistischen Betrachtung gestellt werden. Es wird auch über die soziale Frage nur von einem mehr nach rechts oder mehr nach links gelegenen intellektualistischen Standpunkt aus verhandelt.

Das Intellektualistische solcher Verhandlungen zeigt sich darin, dass man von gewissen Theorien ausgeht, davon ausgeht, dies oder jenes muss so oder so werden, dies oder jenes muss abgeschafft werden. Dabei nimmt man überall wenig Rücksicht auf den Menschen selbst. Man behandelt den Menschen so, wie wenn es etwas Allgemeines wie «den Menschen» gäbe, als ob es nicht etwas gäbe, was individuell bei jedem Menschen besonders ausgebildet ist. Man wendet die Betrachtung nicht auf die Eigenart und die Eigentümlichkeit des einzelnen Menschen hin.

Damit gewinnt auch unsere ganze Betrachtung der sozialen Frage etwas Abstraktes, etwas, was heute wenig in die soziale Empfindung übergeht, in die Gesinnung, die zwischen Mensch und Mensch spielt.

Man merkt das, was hier als ein Mangel in der sozialen Betrachtung vorliegt, am deutlichsten, wenn man auf ein bestimmtes Gebiet seine Aufmerksamkeit richtet, auf ein solches Gebiet, das vielleicht mehr als manches andere geeignet ist, einer sozialen Betrachtung unterworfen zu werden: wenn man auf das Gebiet der Hygiene hinschaut, insofern Hygiene eine öffentliche Angelegenheit ist, die nicht den einzelnen Menschen, sondern die Menschengemeinschaft angeht.

Es fehlt auch heute nicht an hygienischen Anweisungen, an Abhandlungen und Schriften über Gesundheitspflege als öffentliche Angelegenheit. Aber man muss fragen: Diese

Anweisungen, diese Betrachtungen des Hygienischen, wie stellen sie sich in das soziale Leben hinein?

Und da muss man sagen: Sie stellen sich so hinein, dass einzelne Regeln über eine richtige Gesundheitspflege als das Ergebnis ärztlicher, physiologischer oder medizinischer Wissenschaft veröffentlicht werden. Das Vertrauen, das man zu einem Fach hat, dessen innere Wesenheit man nicht in der Lage ist zu prüfen, soll die Grundlage für die Annahme solcher Regeln bilden.

Rein auf Autorität hin sollen weiteste Kreise, die es angeht – denn es geht alle Menschen an –, das annehmen, was über Hygiene aus dem Untersuchungszimmer, aus dem Untersuchungslabor des Mediziners an die Öffentlichkeit tritt.

Wenn man aber davon überzeugt ist, dass im Laufe der neueren Geschichte, im Laufe der letzten vier Jahrhunderte, in der Menschheit die Sehnsucht nach einer demokratischen Ordnung aller Angelegenheiten heraufgezogen ist, so tritt einem das ganz Undemokratische des reinen Autoritätsglaubens entgegen, der auf hygienischem Gebiet gefordert wird. Das Undemokratische dieses Autoritätsglaubens stellt sich der Sehnsucht nach Demokratie entgegen, wie sie in der Gegenwart zu einem Kulminationspunkt heraufgeschritten ist.

Ich weiß sehr gut, dass der Satz, den ich eben ausgesprochen habe, von vielen als paradox empfunden wird. Denn die Art und Weise, wie jemand das entgegennimmt, was sich auf die Gesundheitspflege bezieht, stimmt einfach nicht zusammen mit der demokratischen Forderung, wonach über öffentliche Angelegenheiten, die jeden mündig gewordenen Menschen angehen, die Gemeinschaft dieser mündig gewordenen Menschen zu urteilen hat – sei es direkt oder durch ihre Vertreter.

Es kann vielleicht nicht vollständig in demokratischer Weise sich so etwas wie eine hygienische Anschauung, eine hygienische Pflege des öffentlichen Lebens ausleben, weil es von dem Urteil dessen abhängig ist, der auf einem bestimmten Gebiet nach Erkenntnis sucht. Aber auf der anderen Seite muss die Frage auftauchen: Sollte nicht ein stärkeres Demokratisieren, als es heute unter den gegenwärtigen Verhältnissen üblich ist, auf einem solchen Gebiet angestrebt werden, das jedem einzelnen Menschen und damit der Menschengemeinschaft so nahegeht, wie die öffentliche Gesundheitspflege?

Es wird uns heute viel über die Art und Weise gesagt, wie der Mensch im Leben drinstehen soll in Bezug auf Luft und Licht, in Bezug auf die Ernährung, in Bezug auf die Ableitung der durch den Menschen selbst oder durch seine Umgebung hervorgebrachten Abfallprodukte und so weiter. Aber das, was da als Regeln über diese Dinge in die Menschheit geworfen wird, das ist meistens nicht prüfbar für die Menschen, auf die es angewendet werden soll.

Nun möchte ich nicht missverstanden werden. Ich möchte nicht dahingehend missverstanden werden, dass ich in diesem Vortrag, der dem Thema: «Die Hygiene als soziale Frage» gewidmet sein soll, für irgendetwas Stellung nehme, was heute von einem Parteistandpunkt oder vom Standpunkt einer wissenschaftlichen Überzeugung aus einseitig behandelt zu werden pflegt. Dieses Thema möchte ich nicht einseitig behandeln.

Ich möchte weder für den alten Aberglauben Partei nehmen, dass Teufel und Dämonen in den Krankheiten herumgehen und in die Menschen ein- und ausziehen, noch möchte ich für den modernen Aberglauben Partei nehmen, dass Bazillen und Bakterien in die Menschen ein- und ausziehen und die Krankheiten bewirken. Ob man es mit einem geistigen Aberglauben von alters her oder mit einem materialistischen Aberglauben von heute zu tun hat, das mag uns weniger beschäftigen.

Aber berühren möchte ich etwas, was unsere ganze Bildung durchdringt, insofern diese Bildung von den wissenschaftlichen Grundüberzeugungen unserer Zeit abhängig ist.

Wenn auch von vielen Seiten heute versichert wird, dass der Materialismus, wie er sich in der Mitte und noch im letzten Drittel des 19. Jahrhunderts geltend gemacht hat, wissenschaftlich überwunden ist, so kann diese Behauptung für den nicht gelten, der das Wesen des Materialismus durchschaut. Der Materialismus ist für einige Menschen überwunden, die sehen, dass die heutigen wissenschaftlichen Tatsachen nicht zulassen, dass man in Bausch und Bogen erklärt: Alles, was es gibt, ist nur irgendein mechanischer, physikalischer oder chemischer Prozess, der sich im Materiellen abspielt.

Damit ist es aber nicht getan, dass, durch die Macht der Tatsachen gezwungen, einige Menschen zu dieser Überzeugung gekommen sind. Denn gegenüber dieser Überzeugung steht die andere Tatsache, dass trotz dieser Überzeugung auch diejenigen, die sie haben – und die anderen erst recht –, wenn es darauf ankommt, irgendetwas konkret zu erklären, sich über irgendetwas eine konkrete Anschauung zu bilden, in ihrer Denkweise doch die materialistische Richtung einnehmen.

Man sagt dann auch, Atome und Moleküle seien unschädliche Rechnungsmünzen, von denen man nichts anderes behaupten will, als dass sie «Gedankendinge» seien. Aber die Betrachtung ist eine atomistische, eine molekularistische geblieben. Wir erklären die Welterscheinungen aus dem Verhalten und aus der gegenseitigen Beziehung von Atomen und Molekularprozessen heraus.

Es kommt nicht darauf an, ob wir uns die Vorstellung bilden, irgendein Gedanke, ein Gefühl oder ein Prozess hänge nur mit materiellen Vorgängen der Atome und Moleküle zusammen, sondern es kommt darauf an, welche Richtung unsere ganze Seelenverfassung, welche Richtung unser

Geist einnimmt, wenn er für seine Erklärungen nur das als Grundlage nimmt, was atomistisch gedacht ist, was aus dem Kleinsten, dem erfundenen Kleinsten hervorgeht.

Es kommt nicht darauf an, ob man die Überzeugung hat: Es gibt noch etwas anderes als atomistische Vorgänge, als materielle Atomwirkungen, sondern es kommt darauf an, ob man die Möglichkeit hat, eine andere Welterklärung zur Richtschnur seines Geistes zu nehmen, als das Herleiten der Erscheinungen aus dem Atomistischen. Nicht darauf kommt es an, was wir glauben, sondern, wie wir erklären, wie wir uns in der Seele verhalten.

Hier an diesem Ort wird die Überzeugung vertreten, dass über das Übel, das man in dieser Weise charakterisieren kann, wie ich es gerade getan habe, nur wirkliche, echte Geisteswissenschaft hinweghelfen kann. Dass dies der Fall ist, das möchte ich im Konkreten belegen.

Es gibt wohl kaum etwas, was uns verwirrender entgegentritt, als der heute vielfach geltend gemachte Unterschied zwischen der menschlichen Leiblichkeit und dem menschlichen Seelischen oder Geistigen, zwischen dem, was physische Erkrankungen sind, und dem, was Seelen- oder Geisteskrankheiten sind. Gerade die Unterscheidung und die Aufeinanderbeziehung solcher Tatsachen des menschlichen Lebens, wie die des kranken Leibes und der kranken Seele, leidet unter der materialistisch-atomistischen Vorstellungsart.

Was ist das Wesen des Materialismus, der sich als neuere Weltanschauung vieler Menschen herausgebildet hat und der nicht überwunden, sondern heute geradezu in seiner Blüte ist? Was ist das Wesen davon?

Das Wesen des Materialismus ist nicht, dass man auf die materiellen Vorgänge hinsieht, dass man auf das hinsieht, was sich an materiellen Vorgängen in der menschlichen Leiblichkeit abspielt, dass man hingebungsvoll den Wunderbau und die Wundertätigkeit des menschlichen Nervensystems und der menschlichen Organe, des Nervensystems der Tiere und der Organe anderer Lebewesen studiert.

Nicht das macht einen zum Materialisten, dass man diese Dinge studiert, sondern das macht einen zum Materialisten, dass man beim Studium der materiellen Vorgänge vom Geist verlassen ist, dass man in die Welt der Materie hineinschaut und nur Materie und materielle Vorgänge sieht.

Das aber, was Geisteswissenschaft geltend machen muss – ich kann heute über diesen Punkt nur zusammenfassend sprechen –, das ist: Überall, wo uns äußerlich für die Sinne materielle Vorgänge erscheinen, jene Vorgänge, welche die heutige Wissenschaft allein als beobachtbar und exakt gelten lassen will, überall sind diese materiellen Vorgänge nur die äußere Erscheinung, die äußere Offenbarung von hinter ihnen und in ihnen wirksamen geistigen Kräften und Mächten.

Es ist nicht das Kennzeichen der Geisteswissenschaft, dass man auf den Menschen hinschaut und sagt: Da hat er seinen Leib, der eine Summe von materiellen Vorgängen ist; aber darin kann der Mensch nicht allein bestehen, er hat unabhängig davon auch eine unsterbliche Seele – und dass man jetzt anfängt, in recht mystischer Weise über diese vom Leib unabhängige, unsterbliche Seele allerlei abstrakte Theorien, allerlei abstrakte Anschauungen auszubilden.

Nicht darin charakterisiert sich eine geistige Weltanschauung, dass man sagt: Der Mensch hat außer seinem Leib, der in materiellen Prozessen besteht, auch eine unsterbliche Seele, die nach dem Tod in irgendein Geisterreich entführt wird. Im Sinne anthroposophisch orientierter Geisteswissenschaft ist man deshalb noch nicht ein Geisteswissenschaftler.

Man ist erst dann ein Geisteswissenschaftler, wenn man sich klar darüber ist, dass der materielle Leib mit seinen materiellen Prozessen ein Geschöpf des Seelischen ist, wenn man im Einzelnen versteht, darauf einzugehen, wie das Seelische wirkt, wie das Seelische das Leibliche gestaltet, wie es im Aufbauen des Körpers plastiziert.

Wenn man überall die unmittelbare Einheit des Leibes und der Seele durchschaut, wenn man durchschaut, wie durch die Wirksamkeit des Geistig-Seelischen im Leib der Leib abgebraucht wird, in jeder Minute der Leib partiell abstirbt, und wie dann im Moment des Todes nur die radikale

Ausgestaltung dessen geschieht, was in jedem Augenblick durch die Einwirkung des Seelisch-Geistigen auf den Leib vor sich geht, dann ist man ein Geisteswissenschaftler.

Wenn man das lebendige Wechselspiel, das fortwährende Wirken der Seele im Leib durchschaut, im Einzelnen konkret durchschaut, wenn man bestrebt ist zu zeigen, wie das Seelische sich in die konkreten Prozesse eingliedert – wie es in die Prozesse des Leberwirkens übergeht, wie es in die Prozesse der Atemwirkung übergeht, wie es in die Prozesse der Herzwirkung und der Gehirnwirkung übergeht – kurz, wenn man bei der Schilderung des Materiellen im Menschen das Leibliche als das Ergebnis eines Geistigen darzustellen versteht, dann ist man ein Geisteswissenschaftler.

Geisteswissenschaft kommt gerade dadurch zur Schätzung des Materiellen, dass sie im einzelnen materiellen Vorgang nicht bloß das sieht, was die heutige Wissenschaft sieht – was das Auge sieht –, und als Ergebnis äußerer Beobachtung in abstrakten Begriffen festgehalten wird. Geisteswissenschaft ist nur dadurch Geisteswissenschaft, dass sie überall zeigt, wie der Geist im Materiellen wirkt, dass sie gerade auf die materiellen Wirkungen des Geistes hinschaut. Das ist das, worauf es auf der einen Seite ankommt.

Auf der anderen Seite kommt es darauf an, dass man gerade dadurch vor all dem abstrakten Herumreden über eine vom physischen Menschen unabhängige Seele bewahrt wird, über die man nur fantasieren kann. Denn mit Ausnahme des Schlafes ist zwischen Geburt und Tod das Geistig-Seelische so an die leiblichen Wirkungen hingegeben, dass es in ihnen lebt, durch sie lebt, in ihnen sich darstellt.

Man muss dazu kommen, das Geistig-Seelische nicht außerhalb des menschlichen Lebens zu studieren, sondern den Lebenslauf zwischen Geburt und Tod als ein Ergebnis des Geistig-Seelischen hinzunehmen. Dann schaut man hin auf die konkrete Einheit des Geistig-Seelischen mit dem Physisch-Leiblichen. Dann treibt man anthroposophisch orientierte Geisteswissenschaft. Denn man hat in Aussicht, dass der Mensch mit allen seinen einzelnen Gliedern auch für die Erkenntnis als ein Ergebnis des Geistig-Seelischen vor einem dasteht.

Eine theosophische Anschauung, die über allerlei leibfreie Geistigkeiten schöne Theorien aufstellt, die kann nicht als konkrete Wissenschaft dem Leben dienen, die kann überhaupt nicht dem Leben dienen. Die kann nur einer intellektualistischen oder seelischen Wollust dienen, die das Leben so schnell wie möglich abmachen will und dann, um eine innerliche Befriedigung zu haben, um sich einer innerlichen Wollust hinzugeben, sich allerlei Fantasien über das Geistig-Seelische webt.

In der anthroposophisch orientierten Geistesbewegung handelt es sich darum, ernst daran zu arbeiten, eine Geisteswissenschaft zu pflegen, die in der Lage ist, Physik, Mathematik, Chemie, Physiologie, Biologie und Anthropologie zu beleben. Hier handelt es sich nicht darum, religiös oder philosophisch zu konstatieren, dass der Mensch eine unsterbliche Seele in sich trägt, und dann Anthropologie, Biologie, Physik und Chemie so zu treiben, als ob man nur materielle Prozesse vor sich hätte. Hier handelt es sich darum, das, was man an Erkenntnis über das Seelisch-Geistige gewinnt, auf die Einzelheiten des Leibes anzuwenden, um damit in den Wunderbau des Leibes selbst hineinzuschauen.

Da mögen Mystiker oder Theosophen alles Mögliche darüber schwätzen, dass der Mensch aus physischem Leib, Ätherleib, Astralleib und Ich besteht, wenn sie keine Ahnung davon haben, welche Seelenäußerung das zum Beispiel ist, wenn einer sich schneuzt. Es kommt darauf an, die Materie nicht als Materie, sondern die Materie als Offenbarung des Geistes zu sehen. Dann bekommt man auch gesunde, inhaltserfüllte Anschauungen über den Geist. Dann bekommt man aber auch eine Geisteswissenschaft, die für die Wissenschaften des Lebens fruchtbar sein kann.

Damit aber wird auch noch etwas anderes erreicht. Damit wird erreicht, dass man das überwindet, was in der neueren Zeit, gerade wegen des Materialistischwerdens der wissenschaftlichen Erkenntnisse, ins Spezialistentum hineingetrieben hat.

Ich will nicht irgendeine Philippika (Schmährede) gegen das Spezialistentum halten, denn ich kenne sehr gut seine Berechtigung. Ich weiß, dass gewisse Dinge heute einfach deshalb aus der Spezialisierung heraus betrieben werden müssen, weil man zu ihnen eine spezialisierte Technik braucht.

Aber es handelt sich darum, dass niemals derjenige, der an dem Materiellen haftet, eine im Leben anwendbare Weltanschauung gewinnen kann, wenn er zum Spezialisten wird. Denn die materiellen Vorgänge sind ein unendliches Feld. Sie sind ein unendliches Feld in der Natur draußen, und sie sind ein unendliches Feld im Menschen drinnen.

Wenn man nur das menschliche Nervensystem studiert nach all dem, was heute vorliegt, so kann man lange Zeit damit zubringen, jedenfalls so viel Zeit, als Fachleute für ihr Fachstudium zubringen. Aber wenn man in dem, was im Nervensystem geschieht, nur das vor sich hat, was materielle Prozesse sind, nur das, was in abstrakten Begriffen ausgedrückt wird, die heute Gegenstand der Wissenschaft sind, dann leitet einen nichts zu irgendetwas Universellem hin, das Grundlage einer Weltanschauung sein kann.

In dem Augenblick aber, wo wir anfangen, geisteswissenschaftlich das menschliche Nervensystem zu betrachten, können wir dieses Nervensystem gar nicht betrachten, ohne dass dasjenige, was wir in ihm wirksam finden als Geist, uns sogleich zu dem hinführt, was dem Muskelsystem, dem Knochen- und dem Sinnessystem als Geistig-Seelisches zugrunde liegt. Denn das Geistige ist nicht etwas, was sich wie das Materielle in einzelne Teile auseinanderlegt, sondern das Geistige ist etwas, was sich wie ein Organismus überall ausbreitet.

Wie wir den Menschen nicht betrachten können, indem wir bloß seine fünf Finger betrachten und ihn sonst zudecken, so können wir auch nicht geisteswissenschaftlich eine Einzelheit betrachten, ohne dass dasjenige, was wir in dieser Einzelheit als Geistig-Seelisches wahrnehmen, uns zu einer Ganzheit führt. Und werden wir zu einer solchen Ganzheit geführt, so werden wir an der Betrachtung des einzelnen Gliedes des menschlichen Organismus ein Gesamtbild vom Menschen bekommen. Wir werden in die Lage versetzt, etwas Universelles für eine Weltanschauung zu bekommen.

Dann liegt das Eigentümliche vor, dass wir beginnen, von etwas zu sprechen, was allen Menschen begreiflich ist, die überhaupt einen gesunden Sinn, einen gesunden Verstand haben. Das ist der große Unterschied zwischen der Art, wie Geisteswissenschaft über den Menschen spricht, und wie spezialisierte, materialistische Wissenschaft über den Menschen spricht.

Nehmen wir den einfachen Fall, wie spezialisierte Wissenschaft uns in irgendeinem der heute gebräuchlichen Handbücher vorliegt. Wenn ein Mensch, der nicht viel über das Nervensystem gelernt hat, ein Handbuch über das Nervensystem in die Hand nimmt, wird er wahrscheinlich bald wieder zu lesen aufhören. Er wird jedenfalls nicht sehr viel gewinnen, was ihm eine Grundlage dafür abgibt, dass er den Menschen als wirkliches Menschenwesen in seinem Wert, in seiner Würde anschauen kann.

Hören wir aber das, was aus dem Fond der Geisteswissenschaft über das menschliche Nervensystem gesagt wird, so schließt sich überall an eine solche Betrachtung das an, was zum ganzen Menschen führt, was Aufklärung über den ganzen Menschen gibt, sodass in der Idee, die uns aufgeht, etwas vom Wert, vom Wesen und von der Würde des Menschen liegt, mit dem wir es zu tun haben.

Und bei nichts macht sich das mehr geltend, als wenn wir nicht bloß den gesunden Menschen in Bezug auf irgendeines seiner Glieder betrachten. Es macht sich insbesondere dann geltend, wenn wir den kranken Menschen betrachten – den kranken Menschen mit seinen vielen Abweichungen von dem sogenannten Normalen –, wenn wir in der Lage sind, wenn er unter dem Einfluss dieser oder jener Erkrankung steht, den ganzen Menschen zu betrachten.

Was uns die Natur in dem kranken Menschen vor die Seele stellt, das ist geeignet, uns tief in die Weltenzusammenhänge hineinzuführen, uns dahin zu führen, wie der Mensch organisiert ist und wie wegen seiner Organisation die atmosphärischen und außerirdischen Einflüsse auf den Menschen wirken, wie die menschliche Organisation mit diesen oder jenen Stoffen der Natur zusammenhängt, die sich dann als Heilmittel herausstellen.

Wir werden da in weite Zusammenhänge hineingeführt. Wenn wir das, was über den gesunden Menschen erkannt wird, durch das ergänzen, was wir durch den kranken Menschen erkennen, dann geht uns eine tiefe Einsicht in den ganzen Zusammenhang und in die tiefere Bedeutung des Lebens auf.

Aber all das, was uns so aufgeht, ist Grundlage für eine Menschenerkenntnis. Es ist Grundlage für etwas, was in Ausdrucksformen gebracht werden kann, die zu allen Menschen sprechen.

Wir sind heute noch nicht so weit, weil Geisteswissenschaft in dem Sinne, wie sie hier gemeint ist, erst kurze Zeit arbeitet. Deshalb können die Vorträge, die hier gehalten werden, nur einen Anfang darstellen. Aber es ist die Tendenz dieser Geisteswissenschaft, das, was in den einzelnen Wissenschaften vorliegt, zu einer solchen Gestalt auszuarbeiten, dass das, was jeder Mensch über den Menschen wissen soll, auch wirklich an jeden Menschen herangebracht werden kann.

Wenn Geisteswissenschaft so umgestaltend auf die Wissenschaft wirkt, wenn es dieser Geisteswissenschaft gelingt, Erkenntnisformen für den gesunden und kranken Menschen auszugestalten, die man dem allgemeinen menschlichen Bewusstsein zugänglich machen kann, wenn das gelingt, denken wir uns, wie anders Mensch zu Mensch im sozialen Leben stehen wird, wie anders verständnisvoll der Mensch dem anderen Menschen entgegengestellt sein wird als heute, wo jeder an dem anderen vorbeigeht und kein Verständnis für die besondere Individualität des anderen hat.

Die soziale Frage wird erst dann aus dem Intellektualismus herausgeholt, wenn sie auf den verschiedensten Gebieten des Lebens aus der Sachkenntnis hervorgehen wird, wenn ihr die konkreten Erfahrungen des Lebens zugrunde liegen.

Das zeigt sich insbesondere auf dem Gebiet der Gesundheitspflege. Denken wir uns die soziale Wirkung dessen, dass an jeden Menschen ein Verständnis für das herangebracht wird, was am Menschen gesund, was am Menschen krank ist. Denken wir uns, was es heißt: Von der ganzen Menschheit wird die Gesundheitspflege mit Verständnis in die Hand genommen.

Es soll hier nicht ein wissenschaftlicher oder ärztlicher Dilettantismus gepflegt werden. Aber denken wir uns, es wird für das Gesunde und für das Kranke in unseren Mitmenschen nicht bloß ein Gefühl, sondern ein teilnahmsvolles Verständnis erweckt, ein Verständnis aus einer Anschauung über den ganzen Menschen heraus.

Denken wir uns die soziale Wirkung einer solchen Sache, und wir werden uns sagen: Da sieht man, dass auf den einzelnen Gebieten die soziale Reform, der soziale Neuaufbau aus der Sachkenntnis hervorgehen muss, nicht aus allgemeinen Theorien – seien sie marxistische, seien sie

Oppenheimersche* Theorien, seien sie so oder so geartete Theorien, die über den Menschen hinwegschauen, die aus abstrakten Begriffen heraus eine Weltgestaltung machen wollen. Nicht daraus kann das Heil hervorgehen, sondern aus dem hingebungsvollen Erkennen der einzelnen Gebiete.

Und die Gesundheitspflege, die Hygiene, ist ein solches ganz besonderes Gebiet, denn sie führt uns am nächsten an all das heran, was unser Mitmensch an Freude hat durch seine gesunde Lebensart, was er an Schmerzen und Leiden, an Einschränkungen erlebt durch das, was als mehr oder weniger Krankes in ihm ruht.

Das ist etwas, was uns gleich auf die besondere soziale Art hinweist, wie Geisteswissenschaft auf dem hygienischen Gebiet schaffen kann. Wenn der Pfleger der Menschenkunde, der Kunde vom gesunden und kranken Menschen – auch derjenige, der sich zum Arzt spezialisiert –, mit einer solchen Erkenntnis in die menschliche Gesellschaft hineingestellt ist, dann wird er in der Lage sein, innerhalb dieser menschlichen Gesellschaft Aufklärung zu schaffen, denn er wird Verständnis finden.

Und es wird sich nicht ein solches Verhältnis des Arztes zur Sozietät herausstellen, dass man ihn nur holen lässt, wenn einem etwas wehtut oder wenn man sich das Bein gebrochen hat, sondern es wird sich ein Verhältnis zum Arzt herausstellen, dass der Arzt der fortwährende Lehrer und Anweiser der prophylaktischen (vorbeugenden) Gesundheitspflege ist, dass ein fortwährendes Eingreifen des Arztes besteht, um nicht nur den Menschen zu heilen, bei dem das Erkranktsein so weit geht, dass er es bemerkt, sondern um die Menschen gesund zu erhalten, so weit das möglich ist.

Ein lebendiges soziales Wirken wird stattfinden zwischen dem Arzt und der ganzen übrigen Menschheit. Dann aber wird auf die Medizin selbst die Gesundheit einer solchen Erkenntnis ausstrahlen, denn wir sind gerade dadurch, dass der Materialismus sich auch über die medizinische Betrachtung des Lebens ausgedehnt hat, in merkwürdige Anschauungen hineingekommen.

Da haben wir auf der einen Seite die physischen Erkrankungen. Diese werden studiert, indem man Organentartungen findet oder sonst etwas, was an physisch wahrnehmbaren oder an physisch gedachten Vorgängen innerhalb der menschlichen Leibeshaut sein soll. Es wird das Augenmerk darauf gelenkt, dass man die Schädigungen, die man da findet, ausbessert. In dieser Richtung wird ganz materialistisch über das Leibliche des Menschen in seinem normalen und in seinem abnormen Zustand gedacht.

Daneben treten dann die sogenannten Seelen- oder Geisteskrankheiten auf. Diese Seelen- oder Geisteskrankheiten hat man, weil man materialistisch gedacht hat, zu bloßen Gehirnkrankheiten oder zu Erkrankungen des Nervensystems gemacht. Man hat Grundlagen dafür auch in den sonstigen Organen des Menschen gesucht, aber weil man überhaupt keine Anschauung über die Art ausbildete, wie der Geist und die Seele in der menschlichen Leiblichkeit wirken, konnte man keine Anschauung gewinnen über das Verhältnis der sogenannten Geisteskrankheiten zu dem, was der Mensch sonst ist.

So stehen auf der einen Seite die Geisteskrankheiten da, die heute von einer Zwitterwissenschaft, von der Psychoanalyse, erfasst werden, die materialistisch denkt, aber das Materielle ganz und gar nicht versteht. Sie stehen da, diese Geistes- und Seelenkrankheiten, ohne dass man sie in vernünftiger Weise mit dem zusammenbringen kann, was im menschlichen Organismus vorgeht.

Geisteswissenschaft zeigt, dass dasjenige, was ich hier ausspreche, nicht bloß Programm ist, sondern in den Einzelheiten verfolgt wird – gerade bei der Gelegenheit, die sich jetzt bei der Abhaltung eines Kurses für Ärzte dargeboten hat, der in diesen Wochen hier stattgefunden hat.*

Geisteswissenschaft kann im Einzelnen zeigen, dass alles, was sogenannte Geistes- und Seelenkrankheiten sind, auf Organstörungen, auf Organentartungen beruht – auf Organvergrößerungen oder -verkleinerungen im menschlichen Organismus. Irgendwo im Herzen, in der Leber oder in der Lunge ist etwas nicht in Ordnung, wenn zur selben Zeit oder später etwas auftritt, was eine sogenannte Geisteskrankheit ist.

Eine Geisteswissenschaft, die dazu durchdringt, den Geist in seiner Wirksamkeit im normalen Herzen zu erkennen, eine solche Geisteswissenschaft ist auch imstande, in der Entartung des Herzens, in den Fehlern des Herzens eine Ursache für den sogenannten kranken Geist oder für die kranke Seele zu suchen.

Der hauptsächlichste Fehler des Materialismus besteht nicht darin, dass er den Geist ableugnet – da könnte die Religion dann dafür sorgen, dass der Geist anerkannt wird. Der Hauptfehler des Materialismus besteht darin, dass er die Materie nicht erkennt, weil er nur ihre Außenseite beobachtet. Gerade das ist der Mangel des Materialismus, dass er keinen Einblick in die Materie gewinnen kann.

Ein Beispiel ist die psychoanalytische Behandlung, die bloße Beachtung von etwas, was in der Seele vorgegangen ist und was die Psychoanalyse als Seeleninseln, als ein Abstraktum bezeichnet.

Vielmehr muss man verfolgen, wie gewisse Seeleneindrücke, die der Mensch zu dieser oder jener Zeit seines Lebens erhält und die in normaler Weise an den normalen Organismus gebunden sind, wie diese Eindrücke auf fehlerhafte Organe auftreffen – statt zum Beispiel auf eine gesunde Leber auf eine kranke Leber auftreffen. Ein solches Auftreffen kann sich vielleicht in einer ganz anderen Zeit ereignen als zu der Zeit, wo der organische Defekt bemerkbar geworden ist.

Geisteswissenschaft braucht nicht davor zurückzuschrecken, zu zeigen, wie die sogenannten Geistes- oder Seelenkrankheiten immer mit irgendetwas im menschlichen Leib zusammenhängen. Geisteswissenschaft muss streng darauf hinweisen, dass, wenn man bloß das Seelische, den seelischen Komplex studiert – die Abweichungen des Seelischen von dem normalen seelischen Leben –, dass man dann nichts als höchstens eine einseitige Diagnose hat. Daher kann Psychoanalyse niemals etwas anderes als höchstens etwas Diagnostisches sein. Sie kann nicht zur wirklichen Therapie auf diesem Gebiet führen.

Aus diesem Grund, weil bei Geisteskrankheiten die Therapie gerade mit der Leibeskur ansetzen muss, deshalb muss man die Verzweigungen des Geistigen in der Materie bis in die einzelnen Teile hinein kennen, wenn man wissen will, womit man im materiellen Leib, der aber durchgeistigt ist, anzusetzen hat, um das zu kurieren, was sich nur symptomatisch in abnormen seelischen Verhältnissen zeigt.

Gerade das muss Geisteswissenschaft am entschiedensten betonen, dass die sogenannten Geistes- und Seelenkrankheiten bis hinein in die Organe des Menschen verfolgt werden müssen. In die abnormen Organe des Menschen kann man aber nur hineinsehen, wenn man den Geist bis in die kleinsten Teile der Materie hinein verfolgen kann.

Und umgekehrt: Das, was scheinbar bloß auf das Seelische oder im Seelischen wirkende Lebenserscheinungen sind, was im Temperament und in der Betätigung des Temperaments des Menschen hervortritt, was in der ganzen Art und Weise hervortritt, wie der Mensch als kleines Kind spielt, wie er geht, was er tut, das alles, was heutzutage nur geistig-seelisch verstanden wird, das hat auch seine leibliche Seite.

Ein Verfehltes in Bezug auf manches in der Erziehung des Kindes kann in späterer Zeit in einer ganz gewöhnlichen physischen Erkrankung zum Vorschein kommen.

Man wird dazu geführt, wenn man Geisteskrankheiten vor sich hat, auf das Leibliche zu sehen, und da das zu erforschen, worauf es ankommt, und bei physischen Erkrankungen auf das Geistige zu sehen, und da das zu erforschen, worauf es ankommt.

Das ist das Wesentliche der Geisteswissenschaft, dass sie nicht in Abstraktionen von einem nebulosen Geistigen spricht, wie es manche Mystiker und Theosophen tun, sondern dass sie den Geist in seine materiellen Wirkungen hinein verfolgt, dass sie nirgends das Materielle so begreift, wie es die heutige Wissenschaft begreift, sondern überall bei der Betrachtung des Materiellen zum Geist vordringt und beobachtet, wo sich ein abnormes Seelenleben dadurch äußert, dass ein abnormes körperliches Leben vorliegt, auch wenn es vielleicht äußerlich verborgen ist.

Man macht sich über die anthroposophisch orientierte Geisteswissenschaft ganz falsche Vorstellungen, wenn man diejenigen reden hört, die nicht eingehen wollen auf das, um was es sich eigentlich handelt, und nur von abstrakten Theorien reden, der Mensch bestehe aus dem und jenem, es gäbe wiederholte Erdenleben und so weiter. Diese Dinge sind alle schön und gut, aber wenn es sich darum handelt, ernsthaft zu arbeiten in dieser geisteswissenschaftlichen Bewegung, dann muss auf die einzelnen Kapitel, auf die einzelnen Gebiete des Lebens eingegangen werden.

Und im allerweitesten Sinne führt das wiederum zu einem sozial gesinnten Zusammensein der Menschen. Denn, wenn man sieht, wie die krank erscheinende Seele ihre Impulse in den Organismus hineinstrahlt und den Zusammenhang zwischen dem Organismus und der krank erscheinenden Seele erkennt, wenn man auf der anderen Seite weiß, wie die Lebenseinrichtungen auch auf die physische Gesundheit des Menschen wirken, wie das Geistige, das in den sozialen Einrichtungen scheinbar nur äußerlich besteht, in die physische Gesundheitspflege des Menschen hineinwirkt, wenn man all das überschaut, dann steht man in einer ganz anderen Weise in der menschlichen Gesellschaft drinnen.

Man beginnt dadurch ein richtiges Menschenverständnis zu gewinnen und man behandelt den anderen Menschen ganz anders. Man verfolgt seinen Charakter ganz anders. Man weiß, dass gewisse Eigenschaften mit diesem oder jenem zusammenhängen. Man weiß sich diesen Eigenschaften gegenüber zu benehmen. Man weiß, besonders wenn man Aufgaben damit verbunden hat, in der richtigen Weise die Temperamente der Menschen in die menschliche Gesellschaft hineinzustellen und sie in der richtigen Weise zu entwickeln.

Ein soziales Gebiet wird in hygienischer Beziehung besonders intensiv von einer so errungenen Menschenkenntnis beeinflusst: Das ist das Gebiet der Erziehung, das Gebiet des Unterrichts.

Ohne umfassend den Menschen zu erkennen, kann man gar nicht ermessen, was es heißt: Die Kinder sitzen in der Schule mit gebückten Rücken, sodass fortwährend ihre Atmung in Unordnung ist, oder: Die Kinder werden nicht angehalten, laut und deutlich zu sprechen – deutlich zu vokalisieren, deutlich zu konsonantisieren. Das ganze spätere Leben hängt wesentlich davon ab, ob das Kind in der Schule in der richtigen Weise atmet und angehalten wird, laut und deutlich zu sprechen, artikuliert zu sprechen.

In solchen Dingen – ich greife nur ein Beispiel heraus, denn über andere Gebiete ließe sich etwas Ähnliches sagen –, in solchen Dingen zeigt sich die Spezialisierung der Gesamthygiene auf das Schulwesen. Gerade darin zeigt sich die ganze soziale Bedeutung der Hygiene, aber es zeigt sich auch, dass das Leben fordert, dass wir nicht immer weiter spezialisieren, sondern dass wir das Spezialisierte zu einer Gesamtanschauung zusammenbringen.

Wir brauchen nicht nur das, was den Lehrer befähigt zu wissen, dass man das Kind nach gewissen pädagogischen Normen soundso erziehen soll, sondern wir brauchen das, was den Lehrer befähigt, ein Urteil darüber zu haben, was es für das ganze Leben bedeutet, wenn er vom Kind einen Satz klar artikuliert aussprechen lässt oder wenn er das Kind, nachdem es einen halben Satz gesagt hat, schon wieder Luft schnappen lässt und nicht dafür sorgt, dass die Luft verbraucht wird, während der Satz zu Ende gesprochen wird.

Es gibt über alles viele Regeln, aber die richtige Erkenntnis und die richtige Anwendung dieser Regeln zieht erst dann in unser Herz ein, wenn wir ihre ganze Bedeutung für das Menschenleben und für die soziale Gesundheit ermessen. Dann erst wird die Sache ein sozialer Impuls.

Diese Erwägung war es, die zugrunde lag, als ich beim Ausgangspunkt der Gründung der Waldorfschule in Stuttgart vorher für die Lehrer dort einen pädagogisch-didaktischen Kurs gehalten habe – die Erwägung, dass man Lehrer braucht, die aus der ganzen Tiefe einer menschenverstehenden Weltanschauung für die Erziehung und für den Unterricht der Kinder arbeiten.

Was da in die Sätze hineingelegt worden ist, die in dem pädagogisch-didaktischen Kurs ausgesprochen worden sind, das strebt alles danach, aus den Kindern, die erzogen und unterrichtet werden, Menschen zu machen, bei denen später die Lunge und die Leber, das Herz und der Magen in Ordnung sind, weil die Seele in der richtigen Weise daran gearbeitet hat – dadurch, dass sie als Kinder angehalten worden sind, die Funktionen des Leibes in der richtigen Weise auszuüben.

Niemals wird diese Weltanschauung in materialistischer Weise das alte Wort deuten: In einem gesunden Körper lebt eine gesunde Seele (lat.: «mens sana in corpore sano»). Materialistisch gedeutet hieße das: Wenn man den Körper gesund hat, wenn man ihn mit allen möglichen physischen Mitteln gesund macht, dann ist er von selbst der Träger einer gesunden Seele. Unsinn ist das! Einen Sinn hat dieses: «In einem gesunden Körper lebt eine gesunde Seele» nur, wenn man in der folgenden Weise vorgeht, wenn man sich sagt:

> Da habe ich einen gesunden Körper vor mir. Der zeigt mir, dass die Kraft einer gesunden Seele ihn aufgebaut, ihn plastisch ausgestaltet und gesund gemacht hat. Ich erkenne aus diesem Körper, dass eine gesunde Seele in ihm gearbeitet hat.

Das ist der Sinn des Ausspruchs. Nur so kann dieser Ausspruch einer gesunden Hygiene zugrunde liegen.

Mit anderen Worten: Wir brauchen nicht neben den Lehrern, die nur aus einer abstrakten pädagogischen Wissenschaft heraus arbeiten, noch einen Schularzt, der alle vierzehn Tage einmal, wenn es hoch kommt, durch die Schule geht und mit den Kindern nichts Gescheites anzufangen weiß. Nein, wir brauchen eine lebendige Verbindung der medizinischen Wissenschaft mit der pädagogischen Kunst. Wir brauchen eine pädagogische Kunst, die in allen ihren Maßnahmen in hygienisch richtiger Weise die Kinder erzieht und unterrichtet.

Das ist dasjenige, was die Hygiene zu einer sozialen Frage macht. Denn die soziale Frage ist eine Erziehungsfrage, und die Erziehungsfrage ist eine medizinische Frage – aber die Frage einer Medizin, die geisteswissenschaftlich befruchtet ist, die Frage einer Hygiene, die geisteswissenschaftlich befruchtet ist. Diese Dinge, die weisen auf etwas hin, was außerordentlich bedeutungsvoll ist gerade mit Bezug auf das Thema: «Die Hygiene als soziale Frage».

Meine sehr verehrten Anwesenden! Wenn Geisteswissenschaft gepflegt wird, wenn Geisteswissenschaft etwas Konkretes für den Menschen wird, dann weiß er, dass in dem, was er von der Geisteswissenschaft erhält, etwas ruht, was sich ganz wesentlich von dem unterscheidet, was er vom bloßen Intellektualismus und von der bloß intellektualistisch ausgebildeten Naturwissenschaft von heute erhält.

Auch die Naturwissenschaft der Gegenwart ist bloßer Intellektualismus. Alle Wissenschaften sind heute intellektualistisch. Wenn sie behaupten, Erfahrungswissenschaften zu sein, so beruht das nur darauf, dass sie die sinnlich beobachteten Erfahrungsergebnisse intellektualistisch ausdeuten. Von diesen intellektualistisch ausgedeuteten naturwissenschaftlichen oder sonstigen Resultaten unterscheidet sich ganz wesentlich das, was in der Geisteswissenschaft gegeben ist.

Es wäre sogar recht traurig,* wenn das, was in unserer intellektualistischen Kultur lebt, nicht bloß Bild wäre, sondern eine reale Macht, die auf den Menschen wirkt. Denn alles Intellektualistische bleibt nur an der Oberfläche des Menschen. Dieser Satz ist ganz umfassend gemeint.

Derjenige, der Geisteswissenschaft nur intellektualistisch betreibt – das heißt, der sich nur Notizen macht: Es gibt einen physischen Leib, einen Ätherleib, einen Astralleib, ein Ich; es gibt wiederholte Erdenleben, ein Karma und so weiter –, und der das so notiert, wie man in der Naturwissenschaft oder in der heutigen Sozialwissenschaft notiert, der treibt nicht Geisteswissenschaft. Er verpflanzt nur die Denkweise, die er sonst hat, auf das, was ihm in der Geisteswissenschaft entgegentritt.

Das Wesentliche bei der Geisteswissenschaft ist, dass sie in ganz anderer Weise gedacht, empfunden und gelebt werden muss als die intellektualistische Wissenschaft. Deshalb ist Geisteswissenschaft etwas, was durch sich selbst einen lebendigen Bezug zum gesunden und kranken Menschen erhält, in anderer Weise, als man oftmals denkt.

Es werden sich die Menschen genügend überzeugt haben, wie machtlos man ist mit dem, was man in der rein intellektualistischen Kultur gegenüber dem sogenannten

Geisteskranken anfängt – sei es im Ermahnen, sei es im Zureden. Der Geisteskranke behauptet, zu ihm sprechen Stimmen. Man sagt ihm alles Mögliche, was man aus der intellektuellen Vernunft heraus findet. Es ist alles vergeblich, denn er weiß alle möglichen Einwände. Schon das könnte darauf hinweisen, dass man es nicht mit einer Erkrankung des bewussten oder unterbewussten Seelenlebens zu tun hat, sondern mit einer Erkrankung des Organismus.

Geisteswissenschaft lehrt erkennen, dass man auch nicht auf einem solchen Weg, auf dem man zur Hypnose oder Suggestion greift, den Geistes- oder Seelenkrankheiten beikommen kann, sondern dass man ihnen auf physischem Weg beikommen muss, das heißt durch eine Organheilung, zu der man aber erst recht eine Geisterkenntnis des Menschen braucht.

Geisterkenntnis weiß, dass sie gerade auf dem Gebiet der sogenannten Geisteskrankheiten gar nicht mit bloß geistigen oder seelischen Prozeduren eingreifen soll, weil die Geisteskrankheit gerade darin besteht, dass das geistige Glied des Menschen aus dem Körper herausgedrängt ist wie im Schlaf, und in diesem Herausgedrängtsein zu schwach ist. Geisterkenntnis weiß, dass man das physische Organ kurieren muss, damit es die Seele und den Geist in gesunder Art wieder aufnehmen kann.

Was als geisteswissenschaftliche Erkenntnis nicht aus dem Intellekt, nicht aus dem Kopf, sondern aus dem ganzen

Menschen hervorgeht, das greift in den ganzen Organismus ein, wenn es als Imagination, Inspiration und Intuition auftritt und vom Menschen aufgenommen wird. Es greift gesundend in die physische Organisation des Menschen ein, was Geisteswissenschaft ist.

Dass manche geisteswissenschaftliche Träumer sich krank fühlen innerhalb der Geisteswissenschaft und das Gegenteil von dem zeigen, was ich eben gesagt habe, ist kein Beweis dagegen. Es gibt viele, die keine Geisteswissenschaftler sind, sondern intellektualistische Notizensammler der geisteswissenschaftlichen Ergebnisse.

Geisteswissenschaft in ihrer Substanz verbreiten, das ist selbst soziale Hygiene, denn sie wirkt auf den ganzen Menschen und normalisiert wieder seine Organe, wenn diese in den Träumen oder in anderer Weise drohen, eine Tendenz zur Abweichung ins Abnorme zu entwickeln. Das ist der gewaltige Unterschied zwischen dem, was im Geisteswissenschaftlichen gegeben wird, und dem, was in der bloß intellektualistischen Wissenschaft auftritt.

Die auf dem Gebiet des Intellektualismus hervortretenden Begriffe sind viel zu schwach, um in den Menschen einzugreifen und auf ihn gesundend zu wirken, weil sie bloß bildhaft sind. Die geisteswissenschaftlichen Begriffe dagegen sind so, dass sie aus dem ganzen Menschen herausgeholt werden. Bei der Formung der geisteswissenschaftlichen Begriffe wirkt nicht bloß das Gehirn mit, sondern auch die Lunge, die Leber und das Herz – der ganze Mensch. Es durchdringt diese Begriffe wie in einer plastischen Ausgestaltung das, was sie aus der Kraft des ganzen Menschen haben.

Durchdringt man sich mit diesen geisteswissenschaftlichen Begriffen, nimmt man sie erkennend durch den gesunden Menschenverstand auf, so wirken sie in hygienischer Weise wieder zurück auf den ganzen Menschen. Das ist es, was richtunggebend von der Geisteswissenschaft ausgehend als eine soziale Angelegenheit in das Hygienische eingreifen kann.

Aber noch in vieler anderer Weise – ich kann nur Beispiele herausgreifen – wird Geisteswissenschaft orientierend in das ganze Gesundheitsleben der Menschheit eingreifen, wenn diese Geisteswissenschaft einmal in ihrem vollen Ernst unter der Menschheit Fuß fasst. Ich will nur auf eines hinweisen.

Zu den Kapiteln, die immer wieder durch Geisteswissenschaft studiert werden, gehört die Beziehung des wachenden Menschen zum schlafenden Menschen, gehört der gewaltige Unterschied, der zwischen der menschlichen Organisation im Wachen und der menschlichen Organisation im Schlafen besteht. Wie Geist und Seele sich im Wachen verhalten, wenn Leiblichkeit und Geistigkeit einander durchdringen, und wie sie sich verhalten, wenn sie im Schlaf temporär voneinander getrennt sind, das wird gerade durch Geisteswissenschaft sorgfältig studiert.

Ich kann hier nur referierend einen Satz angeben, der aber ein ganz gesichertes Ergebnis der Geisteswissenschaft ist:

> Wir sehen im Leben sogenannte epidemische Krankheiten auftreten, Krankheiten, die ganze Menschenmassen ergreifen, die also zugleich eine soziale Angelegenheit sind.
>
> Die materialistische Wissenschaft studiert sie am menschlichen physischen Organismus. Sie weiß nichts davon, welche ungeheure Bedeutung gerade für Epidemien, für die Disposition für epidemische Krankheiten, in einem anormalen Verhalten des Menschen zu Wachen und Schlafen liegt.
>
> Was im menschlichen Organismus während des Schlafes geschieht, das ist etwas, was, wenn es im Überfluss geschieht, im hohen Grad für epidemische Krankheiten prädisponiert. Menschen, die sich durch einen zu langen Schlaf Prozesse im menschlichen Organismus bereiten, die nicht da sein sollten, weil der Schlaf nicht so lange das Wachleben unterbrechen sollte, die sind in ganz anderer Weise für epidemische Krankheiten prädisponiert – und die stellen sich auch in einer ganz anderen Weise in Epidemien hinein.

Man kann daran ermessen, was es bedeutet, die Menschen über die richtige Verteilung von Schlafen und Wachen aufzuklären. Das kann man nicht durch Vorschriften machen, so wie man nicht den Leuten vorschreiben kann, dass sie ihre Kinder nicht zur Schule schicken, wenn sie Scharlach haben, dass sie keinen Unterricht halten, wenn die Grippe herrscht. Da parieren (wehren sich) die Leute, weil heute der Mensch zur Freiheit neigt, weil das Autoritätsgefühl nicht mehr so groß ist wie in früheren Zeiten. Da parieren die Menschen. Ich sage nicht, dass sie mit Recht parieren, ich sage auch nichts gegen das, was auf diesem Weg geschieht. Aber man kann heute unmöglich in derselben Weise wie früher den Menschen vorschreiben: Ihr müsst sieben Stunden schlafen.

Dennoch ist es wichtiger als andere Vorschriften, dass die Menschen, die es nötig haben, sieben Stunden schlafen, und die anderen, die es nicht nötig haben, kürzer schlafen. Solche Dinge, die intim mit dem Persönlichsten des Menschenlebens zusammenhängen, haben in ungeheurer Weise eine soziale Wirkung.

Da hängt es tatsächlich vom Intimsten im Menschen ab, wie die sozialen Auswirkungen geschehen, ob zum Beispiel eine größere oder geringere Anzahl von Menschen diesem oder jenem Beruf entzogen wird oder nicht, wodurch unter Umständen auf einen ganz anderen Ort eine Wirkung ausgeübt wird. Da greift die Hygiene in ungeheurer Weise in das soziale Leben ein.

Ganz abgesehen davon, was man über Ansteckung oder Nichtansteckung denkt, greift dieses Element bei Epidemien in das soziale Leben ein. Da können wir nicht durch äußere Vorschriften wirken, da können wir nur wirken, wenn wir in die menschliche Sozietät ein Laienpublikum hineinbringen, das mit Menschenverständnis dem als Prophylaxe aufklärend wirkenden Arzt gegenübersteht, wo zur Erhaltung der Gesundheit immer ein lebendiges Zusammenwirken zwischen dem sachverständigen Arzt und dem menschenverständigen Laien eintritt.

Wenn wir all diese Dinge überblicken, dann werden wir uns sagen: Hier haben wir eine Seite der Hygiene als soziale Frage geschildert, die im eminentesten Sinne davon abhängig ist, dass wir ein freies Geistesleben haben, dass wir ein Geistesleben haben, wo innerhalb des Geistesgebietes diejenigen, die in der Pflege des Geisteslebens – auch insofern es sich in seine einzelnen praktischen Gebiete wie die Hygiene hineinerstreckt –, völlig unabhängig sind von all dem, was nicht die reine Erkenntnis, was nicht die Pflege des Geisteslebens selbst ist.

Was der Einzelne als sein Bestes für seine Mitmenschen leisten kann, das muss ganz allein aus seinen Fähigkeiten hervorgehen. Darüber darf es keine staatlichen Normen geben, darüber darf auch keine Abhängigkeit von wirtschaftlichen Mächten bestehen. Das muss in die persönliche Sphäre des einzelnen Menschen gestellt sein. Das muss in das verständnisvolle Vertrauen gestellt sein, das die anderen, die die Anwendung seiner Fähigkeiten brauchen, dem fähigen Menschen entgegenbringen.

Da braucht man das von allen staatlichen und wirtschaftlichen Obrigkeiten unabhängige Geistesleben, das rein aus den geistigen Kräften selbst heraus sachverständig wirkt. Gerade wenn wir bedenken, dass die Hygiene etwas ist, was mit einsichtsvoller Menschenerkenntnis und sozialem Verhalten innig verbunden ist, wenn wir sachverständig auf den einzelnen Zweig wie die Hygiene eingehen, dann werden wir darauf kommen, dass der Geist von denen in Verwaltung genommen werden muss, die an seiner Pflege beteiligt sind. Das fordert gerade das einzelne konkrete Sachgebiet. Wie für die Hygiene, könnte das auch für andere Gebiete gezeigt werden.

Was auch abstrakte Theorien gegen die selbstständige Stellung des Geisteslebens sagen mögen – es fordert das einzelne konkrete Sachgebiet, dass die Verwalter des Geistigen nicht bloß Sachverständige sind, die bei den Ministerien als Experten wirken, sondern dass diejenigen, die im geistigen Leben wirksam sind, auch die Verwalter dieses geistigen Lebens sein müssen, und zwar die alleinigen Verwalter dieses geistigen Lebens.

Dann, wenn aus sozialer Einsicht und aus dem freien Geistesleben heraus eine als soziale Institution bestehende Hygiene da ist, dann wird für diese Hygiene in ganz anderer

Weise wirtschaftlich gearbeitet werden können – gerade in einem unabhängigen Wirtschaftsleben, in einem Wirtschaftsleben, das so aufgebaut ist, wie ich es in meinen *Kernpunkten der sozialen Frage* geschildert habe, wie es wiederholt geschildert worden ist in den Zeitschriften, die dieser Idee der «Dreigliederung» des sozialen Organismus dienen.

Wenn das, was an Kräften für die Pflege des Hygienischen latent ist, ruhend ist im Schoß der menschlichen Sozietät, wenn das von der Sozietät mit Menschenverständnis entgegengenommen wird, wenn das allgemeine Ordnung wird, dann wird in das Wirtschaftsleben, in das unabhängige Wirtschaftsleben all das hineingetragen werden können, was rein aus diesem unabhängigen Wirtschaftsleben heraus arbeitet, was im Dienst einer echten, wahren Hygiene gepflegt werden muss – ohne alle Rücksicht auf irgendwelche Abhängigkeit von Erwerbsimpulsen oder von staatlichen Impulsen.

Dann aber – und nur dann – wird in das Wirtschaftsleben auch jener Hochsinn eintreten können, der notwendig ist, damit im Menschenleben Hygiene gepflegt werden kann.

Wenn der bloße Erwerbssinn herrschend ist in unserem Wirtschaftsleben, das immer mehr die Tendenz hat, dem Einheitsstaat eingegliedert zu werden, wenn die allgemeine Meinung die ist, dass man das produzieren muss, wodurch man am meisten erwirbt, dann können sich auch nicht die auf sich selbst gestellten Impulse eines auf dem Gebiet der

Hygiene gepflegten freien Geisteslebens geltend machen. Dann wird das Geistesleben vom Außergeistigen – vom Staatlichen oder vom Wirtschaftlichen – abhängig. Dann wird das Wirtschaftliche zum Herrn über das Geistige.

Das Wirtschaftliche darf aber nicht zum Herrn über das Geistige werden. Das zeigt sich am allerbesten, wenn man das hervorbringen will, was vom Geist gefordert wird im Wirtschaftsleben, wenn man einer echten, wahren Hygiene dienen will. Die Kräfte des Wirtschaftslebens, des freien Wirtschaftslebens, werden im dreigliedrigen sozialen Organismus hinzukommen zu der Einsicht, die eine öffentliche Angelegenheit ist, und zu dem Menschenverständnis, das auch eine öffentliche Angelegenheit ist.

Wenn auf der einen Seite die Menschen in einem freien Geistesleben drinstehen, in dem eine auf sachlichem Boden stehende Hygiene gepflegt wird, und wenn auf der anderen Seite die Menschen jenen Hochsinn entwickeln, durch den im Wirtschaftsleben jeder mit Verständnis der Produktion nachkommt – mit einem solchen Verständnis, das nicht bloß aus dem Erwerbssinn, sondern aus der Einsicht kommt, die im freien geistigen Betrieb entsteht –, wenn dieses einsichtsvolle soziale Menschenverständnis da ist, dann können sich die Menschen demokratisch in Parlamenten oder sonst zusammenfinden.

Denn dann wird aus dem freien Geistesleben die Einsicht in die Notwendigkeit einer Hygiene als sozialer Erscheinung geprägt. Was für die Pflege der Hygiene notwendig ist, das wird von dem von Sachlichem und Fachlichem getragenen Wirtschaftsleben geprägt, durch den Hochsinn, der darin entwickelt wird.

Dann werden alle mündig gewordenen Menschen auf dem Boden des Rechtslebens verhandeln können: auf der einen Seite aus ihrer Einsicht und ihrem Menschenverständnis heraus, auf der anderen Seite aus ihren Beziehungen zum Wirtschaftsleben heraus, das der Hygiene dient. Dann werden die Menschen als Gleiche auf dem Boden des Staats- oder Rechtslebens über die Maßnahmen verhandeln können, die in Bezug auf die Hygiene und auf die öffentliche Gesundheitspflege getroffen werden.

Dann werden nicht Laien, nicht Dilettanten gesund machen, sondern es wird der mündig gewordene Mensch mit Verständnis dem als einem Gleichen gegenüberstehen, der ihm das oder jenes sagt: dem sachverständigen Mediziner. Dem «Laien» macht sein Menschenverständnis möglich, bei dem, was zusammen mit dem Mediziner im sozialen Leben gepflegt wird, dem Fachwissen so mit Verständnis entgegenzutreten, dass er im demokratischen Parlament nicht bloß auf Autorität hin, sondern auf ein gewisses Verständnis hin Ja sagen kann.

Gerade wenn wir sachlich auf einem solchen speziellen Gebiet verfolgen, wie die drei Glieder im sozialen Organismus zusammenwirken, dann, meine sehr verehrten

Anwesenden, finden wir die ganze Berechtigung dieser Idee von der Dreigliederung des sozialen Organismus. Man kann die Idee von der Dreigliederung des sozialen Organismus nur bekämpfen, wenn man sie bloß abstrakt erfasst hat.

Ich konnte auch heute nicht mehr als eine skizzenhafte Andeutung dessen geben, was auf einem bestimmten konkreten Gebiet, dem Gebiet der Hygiene, aus der Dreigliederung des sozialen Organismus notwendig folgt.

Aber wenn die Wege, die ich heute nur in ihrem Anfang habe andeuten können, weiterverfolgt werden, dann wird man sehen, dass derjenige, der mit einigen abstrakten Begriffen an den Impuls des dreigliedrigen sozialen Organismus herantritt und diesen bekämpft, nur Gründe hervorbringt, die man selbst sich längst als Einwände gemacht hat.

Wer aber mit innerem Verständnis auf die einzelnen Gebiete des Lebens eingeht, auf das Ausleben dieser einzelnen Gebiete mit all dem Individuellen, das sie in das Menschenleben hineinbringen – um die handelt es sich im sozialen Zusammenleben –, wer sich Mühe gibt, etwas von wahrer Lebenspraxis auf irgendeinem konkreten Lebensgebiet zu verstehen, der wird immer mehr auf die Richtung hingewiesen, die durch die Idee der Dreigliederung des sozialen Organismus angedeutet wird.

Wahrhaftig nicht aus einer Träumerei, nicht aus einem abstrakten Idealismus ist diese Idee entsprungen. Sie ist als eine soziale Forderung der Gegenwart und der nächsten Zukunft gerade aus der konkreten, sachgemäßen Betrachtung der einzelnen Gebiete des Lebens entsprungen. Und wiederum, wenn man diese einzelnen Gebiete des Lebens mit dem durchdringt, was aus dem Impuls der Dreigliederung des sozialen Organismus wirkt, dann findet man für alle diese Gebiete das, was ihnen gerade heute, wie mir scheint, nottut.

Nur einige Andeutungen wollte ich Ihnen am heutigen Abend darüber geben, wie durch das, was aus der Geisteswissenschaft, aus der Dreigliederung des sozialen Organismus für das soziale Leben folgt, das Gebiet befruchtet werden kann, auf dem heute noch Autoritätsglaube und blinde Unterwerfung hingenommen werden müssen. Dieses Gebiet kann aus einem wirklichen Menschenverständnis heraus als eine soziale Angelegenheit in die menschliche Gesellschaft sich einleben und gepflegt werden.

Aus diesem Grund darf hier gesagt werden: Durch die Befruchtung, die das Gebiet der Hygiene aus einer geisteswissenschaftlich erweiterten Medizin heraus erhalten kann, kann gerade die Hygiene eine soziale, eine wahrhaft soziale Angelegenheit werden. Und sie kann auch im echtesten Sinne als eine allgemeine Volksangelegenheit demokratisch gepflegt werden.

Fragenbeantwortung

Meine sehr verehrten Anwesenden!

Bei solchen Dingen, wie sie heute besprochen worden sind, handelt es sich darum, dass man auf den ganzen Geist des Ausgesprochenen eingeht.

Es ist schwierig, ohne eine Umformulierung oder eine Erklärung Fragen sachgemäß zu beantworten, wenn sie so formuliert werden, dass sie aus der gegenwärtigen Denkweise und Gesinnung heraus geformt sind. So ist gleich die erste Frage, die vielen wahrscheinlich furchtbar einfach erscheint, sodass man sie mit ein paar Sätzen beantworten kann:

«Wie gewöhnt man sich das
zu lange Schlafen ab?»

Um diese Frage zu beantworten, wäre es nötig, dass ich einen noch längeren Vortrag halte als den, den ich schon gehalten habe. Denn ich müsste erst die verschiedensten Elemente zusammentragen, um diese Frage ganz sachgemäß zu beantworten. Es darf aber vielleicht Folgendes gesagt werden.

Es ist heute in der Menschheit eine fast alle Menschen ergreifende intellektualistische Seelenverfassung vorhanden. Diejenigen, die glauben, nicht intellektualistisch zu urteilen oder zu leben, sondern aus dem Gefühl heraus, oder die glauben, aus irgendeiner anderen Ecke heraus nicht intellektualistisch zu sein, die sind es gerade erst recht.

Der Grundcharakter des intellektualistischen Seelenlebens ist der, dass durch dasselbe unsere Instinkte ruiniert werden. Die Instinkte des Menschen werden dadurch ruiniert. Es ist heute so, dass, wenn man auf nicht ruinierte Instinkte hinweisen will, man entweder auf die Urmenschheit oder auf das Tierreich hinweisen muss.

Ich habe in diesen Tagen auf ein Beispiel hingewiesen, das sehr viel sagt. Es gibt Vögel, die aus ihrer Gier heraus Insekten fressen, zum Beispiel Kreuzspinnen. Sie verfallen durch das Fressen der Kreuzspinnen, die für sie giftig sind, in Konvulsionen, in Zuckungen, und sie müssen sehr bald elend sterben, nachdem sie die Kreuzspinne verschluckt haben. Ist aber Bilsenkraut in der Nähe, dann fliegt der Vogel dahin, saugt den Heilsaft heraus und rettet sich damit das Leben.

Denken wir, wie da etwas entwickelt ist, was bei uns Menschen auf die wenigen Reflexinstinkte zusammengeschrumpft ist, die wir haben. Zum Beispiel, wenn sich uns eine Fliege auf die Nase setzt, machen wir eine Bewegung, ohne erst eine Erwägung anzustellen, sodass sie wegfliegt. Ein Abwehrinstinkt macht sich auf den Insultreiz geltend. Beim Vogel, der die Kreuzspinne frisst, folgt auf die Wirkung, welche die Kreuzspinne in seinem Organismus hat, folgt auf den Insult eine solche instinktive Abwehr, die ihn zu etwas ganz Vernünftigem treibt.

Wir finden solche Instinkte noch bei Menschen, die in grauer Vorzeit gelebt haben, wenn wir die Geschichte richtig zu deuten verstehen. Aber in unserer Zeit macht man andere Erfahrungen.

Ich habe es immer als ungeheuer schmerzlich erlebt, wenn ich zu jemandem kam, der sich an den Mittagstisch gesetzt hat und der eine Waage neben dem Teller hatte. So etwas erlebt man wirklich. Ich war sonst gewohnt, dass Löffel, Messer und Gabel neben dem Teller liegen. Der Betreffende hatte aber eine Waage, und da wog er sich das Stückchen Fleisch. Denn erst dann wusste er, wie viel Fleisch er essen soll für seinen Organismus, wenn er es gewogen hatte.

Denken wir uns einmal, wie bar aller ursprünglichen Instinkte eine Menschheit schon geworden ist, der man so etwas vorschreiben muss.

Da handelt es sich darum, dass man nicht beim Intellektualismus stehenbleibt, sondern zum geisteswissenschaftlichen Erkennen aufsteigt. Sie werden jetzt glauben, dass ich pro domo (lat.: für das eigene Haus, für die eigene Sache) spreche, wenn auch pro domo dieses große Haus (das Goetheanum-Gebäude) ist. Aber ich spreche nicht pro domo, sondern ich spreche das aus, was ich glaube, als Wahrheit erkannt zu haben – ganz abgesehen davon, dass ich selbst diese Wahrheit vertrete.

Wenn man nicht im bloß Intellektualistischen lebt, sondern das aufnimmt, was geisteswissenschaftlich erfasst werden soll, was mehr in bildlicher Form vor die Menschheit hintritt, da merkt man: Durch das Erfassen solcher nicht dem bloßen Intellekt zugänglichen Erkenntnisse wird man wieder zu gesunden Instinkten zurückgeführt, wenn auch nicht im Einzelfall, sondern in den Dingen, die im Untergrund des Lebens liegen.

Wer sich einige Zeit damit befasst, die ganz andere Seelenverfassung zu entwickeln, die man entwickeln muss, wenn man Geisteswissenschaftliches verstehen will, der wird in solchen Dingen wie dem Schlafbedürfnis zu gesunden Instinkten zurückgeführt. Das Tier schläft nicht zu viel, der Urmensch hat auch nicht zu viel geschlafen. Man braucht sich nur wieder zu gesunden Instinkten zu erziehen, die einem in der heutigen intellektualistischen Kultur abgewöhnt werden.

Sodass wir sagen können: Ein wirksames Mittel, sich das zu lange Schlafen abzugewöhnen, ist es, wenn man geisteswissenschaftliche Wahrheiten aufnimmt, ohne dabei einzuschlafen. Wenn man bei geisteswissenschaftlichen Wahrheiten gleich einschläft, dann wird man sich einen zu langen Schlaf nicht abgewöhnen können. Wenn es einem aber gelingt, bei geisteswissenschaftlichen Wahrheiten, die man durchnimmt, mit innerem Anteil dabei zu sein, dann wird das Innere des Menschen so aktiviert, dass man die für den Organismus richtige Schlafenszeit herauskriegt.

Es ist ungeheuer schwer, intellektualistische Regeln anzugeben, zum Beispiel zu sagen, ein Mensch, der an der Leber oder an der Niere etwas hat, was ihn nicht richtig krank macht, der muss so lange schlafen. Das führt in der Regel zu nichts. Auf künstliche Weise den Schlaf regeln, das ist nicht dasselbe, wie wenn der Körper aus seinem Schlafbedürfnis heraus nur so lange dem Geist den Eintritt verweigert, als er es braucht.

Eine aus der Geisteswissenschaft heraus folgende Hygiene, die wird den Menschen auch dazu bringen, seinen Schlaf in der richtigen Weise zu bemessen. Deshalb kann auch die andere Frage, die hier gestellt worden ist, nicht so einfach beantwortet werden:

«Wie kann man wissen, wie viel Schlaf man nötig hat?»

Das braucht man nicht im intellektualistischen Denken zu wissen, das ist gar nicht nötig. Nötig ist, sich solche Instinkte anzueignen, die man sich auch nicht durch das Sammeln von Notizen aus der Geisteswissenschaft aneignet, sondern durch die Art, wie man Geisteswissenschaftliches versteht, wenn man es mit vollem Anteil aufnimmt. Diesen Instinkt erlangt man, und dann misst man sich den Schlaf in individueller Weise in der richtigen Art zu.

Das ist das, was darauf zu sagen ist. Wie gesagt, ich kann nur eine Wegleitung zur Beantwortung dieser Frage geben, nicht das, was vielleicht gerade erwartet wird. Aber das, was erwartet wird, ist nicht immer das Richtige. Die nächste Frage heißt:

«Ist das Schlafen bei offenem Fenster gesund?»

Auch solche Dinge können nicht im Allgemeinen beantwortet werden. Es ist denkbar, dass für den einen Menschen nach der besonderen Einrichtung seiner Atmungsorgane das Schlafen bei offenem Fenster gesund ist, aber für den anderen Menschen ein vor dem Schlafen gut gelüftetes Zimmer das Bessere ist. Er hat dann aber die Fenster verschlossen, während er schläft. Es handelt sich da darum, ein Verständnis für die Beziehung des Menschen zur außermenschlichen Umgebung zu gewinnen, um dann nach diesem Verständnis im einzelnen Fall zu urteilen.

Der Nächste fragt:

«Wie erklären Sie geisteswissenschaftlich das Zustandekommen geistiger Störungen durch begangene Verbrechen? Was heißt hier, die körperliche Krankheit zu erkennen, die den geistigen Störungen zugrunde liegt?»

Auch hier wäre es nötig, auf die Verbrecherpsychiatrie, auf die ganze psychiatrische Anthropologie einzugehen, wenn die Frage erschöpfend behandelt werden soll. Ich möchte nur das Folgende sagen.

Erstens handelt es sich bei der Betrachtung solcher Dinge darum, dass man davon ausgehen muss, dass bei einem Menschen, der zum Verbrecher wird, unter den Organdispositionen sich von vorneherein Abnormes findet.

Wir brauchen nur die in dieser Richtung ganz sachlich getriebenen Studien von Moriz Benedikt,* vom ersten bedeutenderen Kriminalanthropologen, zu verfolgen, und wir werden sehen, wie man durch pathologische Untersuchung die Formen einzelner Organe mit der Disposition zu Verbrechen in Zusammenhang bringen kann. Da haben wir schon eine Abnormität drinliegend, obwohl natürlich materialistische Denker wie Moriz Benedikt falsche Schlüsse daraus ziehen.

Denn jemand, der solche Zeichen zeigt, ist nicht von vorneherein ein geborener Verbrecher. Es handelt sich darum, dass man auf das, was an Defekten im Organismus vorliegt – Organdefekte sind zunächst vorhanden, nicht gleich eine Geisteskrankheit –, dass man darauf gerade durch die Erziehung und später durch entsprechendes Geistiges wirkt, also auf geistig-seelische Weise wirkt, nachdem der Tatbestand untersucht ist.

Also die Schlussfolgerung, die Moriz Benedikt aus den pathologischen Untersuchungen zieht, ist nicht richtig. Auf solche Organdefekte kann man hindeuten, aber dann muss man sich auch klar sein darüber, dass im gewöhnlichen Menschenleben die Dinge wiederum auf die Organe zurückwirken, die nicht nur intellektualistisch sind, sondern die gefühlsmäßig und emotionell sind. Die wirken zunächst auf die Drüsentätigkeit oder dergleichen, auf die Absonderungstätigkeit zurück, aber dadurch auch auf die Organe.

In dieser Beziehung rate ich Ihnen, ein interessantes Büchelchen über die *Gemütsbewegungen** zu lesen, das von einem dänischen Mediziner verfasst ist. Da steht mancherlei in dieser Richtung gut Verwertbares drinnen.

Man stellt sich die leibliche Disposition vor, die man bei dem verfolgen kann, der als Verbrecher in Betracht kommt. Man nimmt dazu all das, was für den ertappten Verbrecher an Gemütserschütterndem folgt und was als Fortsetzung dieser Gemütserschütterungen in die Organe hineinwirkt. Dann hat man den Weg, die defekten Organe für das zu suchen, was als Folgeerscheinung eine Geisteskrankheit hervorbringt, wie sie bei begangenem Verbrechen auftreten kann. Man muss sich eine Aufklärung über solche Zusammenhänge verschaffen. Eine andere Frage lautet:

«Wie verhält sich die Theosophie zur Anthroposophie? Wird die früher hier vertretene Theosophie nicht mehr in vollem Umfang anerkannt?»

Dazu möchte ich nur sagen: Hier ist niemals etwas anderes als die anthroposophisch orientierte Geisteswissenschaft vertreten worden. Was heute hier vertreten wird, wurde immer vertreten, und wenn das mit dem identifiziert worden ist, was von vielen Seiten als «Theosophie» vertreten wird, so beruht das auf einem Missverständnis. Das wird auch noch dadurch zum Missverständnis, dass die anthroposophisch orientierte Geisteswissenschaft sich eine Zeit lang im Rahmen der Theosophical Society bewegt hat. Aber auch im Rahmen der Theosophischen Gesellschaft wurde von den Vertretern der anthroposophisch orientierten Geisteswissenschaft damals nichts anderes vertreten als das, was von mir heute hier vertreten wird.

Nur hat man in der Theosophical Society so lange zugesehen, als einem die Sache nicht zu ketzerisch erschien. Als man aber bemerkt hat, dass Anthroposophie etwas ganz anderes ist als die abstrakte Mystik, die sich vielfach als Theosophie geltend macht, da hat man die Anthroposophen herausgeschmissen. Es ist von der anderen Seite diese Prozedur vorgenommen worden, während das, was hier vertreten wird, nie eine andere Gestalt gehabt hat als die, die es heute hat.

Natürlich, diejenigen, die sich nur oberflächlich mit den Dingen befassen oder die sich ihre Kenntnisse nur von solchen Mitgliedern der Gesellschaft geholt haben, die selbst nur oberflächlich sich damit befasst haben – denn man muss ja nicht immer draußen stehen, um Anthroposophie oberflächlich aufzufassen oder mit Theosophie zu verwechseln, man kann damit auch in der Gesellschaft drinstehen –, diejenigen, die sich nur auf die Weise eines solchen oberflächlichen Betriebes Kenntnis verschaffen, die kommen zu solchen Verwechslungen. Aber hier ist immer das vertreten worden, was ich heute wieder für ein bestimmtes Gebiet charakterisiert habe.

Niemals ist etwas anderes hier vertreten worden, wenn auch selbstverständlich fortwährend daran gearbeitet wird und gewisse Dinge heute präziser gesagt werden können, als sie vor fünfzehn, zehn oder fünf Jahren gesagt worden sind. Das ist gerade das Charakteristische des geistigen Arbeitens, dass man immer weiter kommt – dass man auch weiterkommt in der Formulierung beim Sich-verständlich-Machen von etwas so Schwierigem, wie es Geisteswissenschaft ist.

Auf die Menschen, die aus bösem Willen einen Strick daraus gedreht haben, dass das, was früher unvollkommener gesagt wurde, später vollkommener gesagt wird, die daraus allerlei Wandlungen in der Weltanschauung ableiten, auf solche böswilligen Menschen und ihre Aussagen braucht man sich nicht einzulassen. Geisteswissenschaft, wie sie hier gemeint ist, ist etwas Lebendiges und nicht etwas Totes. Wer glaubt, dass sie nicht vorwärtsschreiten darf, wer sie da festnageln will, wo sie einmal gestanden hat, der glaubt nicht an das Lebendige, sondern der möchte sie zu etwas Totem machen.

Ein anderer schreibt:

«Wollen Sie sich bitte äußern, wie denn das Entstehen einer Epidemie wie der Grippe oder des Scharlachs zustande gekommen ist, wenn nicht durch Übertragung von Bazillen.

Bei vielen Krankheiten ist der Krankheitserreger wissenschaftlich festgestellt worden. Wie stellen Sie sich dazu?»

Wenn ich gerade diese Frage erörtern sollte, von der ich angedeutet habe, dass ich nicht Partei ergreifen will, dann müsste ich einen ganzen Vortrag halten. Ich möchte nur auf Folgendes aufmerksam machen:

Wer durch seine Erkenntnisse genötigt ist, darauf aufmerksam zu machen, dass für Krankheiten, in deren Begleitung Bazillen oder Bakterien auftreten, für das Auftreten der Bazillen tiefere Ursachen als primäre Ursachen vorhanden sind, der behauptet nicht, dass die Bazillen nicht da sind. Es ist etwas anderes, zu behaupten, dass die Bazillen da sind und dass sie als Folge einer Krankheit auftreten, als zu behaupten, dass die primäre Ursache einer Krankheit bei den Bazillen selbst zu suchen ist.

Was nach dieser Richtung zu sagen ist, habe ich gerade bei diesem Kurs für Ärzte, der jetzt gehalten wird, in ausführlicher Weise entwickelt. Aber das nimmt Zeit in Anspruch. Das gilt auch in Bezug auf gewisse Dinge, die vorher behandelt werden müssen. Das lässt sich in einer Fragenbeantwortung nicht so rasch abmachen. Aber ich will auf das Folgende noch hinweisen.

Die menschliche Konstitution ist nicht eine so einfache Sache, wie man sich oft vorstellt. Der Mensch ist ein vielgliedriges Wesen. Ich habe in meinem Buch *Von*

Seelenrätseln (1917) dargestellt, dass der Mensch ein dreigliedriges Wesen ist: ein Wesen, das man erstens einen Nerven-Sinnes-Menschen, zweitens einen rhythmischen Menschen, drittens einen Stoffwechsel-Menschen nennen kann. Das ist der Mensch.

Diese drei Glieder der menschlichen Natur wirken ineinander, und sie dürfen nicht, wenn der Mensch gesund sein soll, anders ineinanderwirken, als dass zugleich eine Trennung der drei Gebiete da ist.

So zum Beispiel darf der Nerven-Sinnes-Mensch, der mehr ist als das, was sich die heutige Physiologie vorstellt, seine Wirkungen auf den Stoffwechsel-Menschen nicht anders übertragen, als dass diese Wirkungen durch die rhythmischen Bewegungen der Atmungs- und Zirkulationsvorgänge vermittelt werden, die bis in die äußerste Peripherie des Organismus sich hineinerstrecken. Dieses Zusammenwirken kann auch unterbrochen werden, aber durch dieses Zusammenwirken wird etwas ganz Bestimmtes bewirkt.

Wenn solche Fragen gestellt werden, muss man sachgemäß antworten. Man muss dann notwendig manches Wort aussprechen, das sachgemäß aufgefasst werden muss.

Es ist zum Beispiel so, dass im menschlichen Unterleib Prozesse ablaufen, die dem ganzen Organismus eingegliedert sind. Sind sie dem ganzen Organismus eingegliedert, dann wirken sie in der richtigen Weise. Werden sie aber direkt im Unterleib so erhöht, dass sie dort zu rege werden, dann werden sie im Kopf oder in der Lunge in ihrer Intensität zu schwach. Dann tritt etwas sehr Eigentümliches ein.

Es zeigt sich, dass der Organismus zu seinem normalen Leben Prozesse entwickeln muss, die sich nur bis zu einem gewissen Maß hin entwickeln dürfen, damit sie den ganzen Menschen in Anspruch nehmen. Wird ein Prozess zu sehr erhöht, dann lokalisiert er sich. Dann tritt zum Beispiel im Unterleib ein Prozess auf, in dem nicht in der richtigen Weise getrennt ist das, was im Kopf oder in der Lunge vorgeht, von dem, was in den entsprechenden Prozessen im Unterleib geschieht.

Alle Prozesse entsprechen sich immer so, dass sie einander parallel gehen. Was im Menschen nur bis zu einem gewissen Maß vorhanden sein darf, damit er seine geist- und seelengetragene Vitalität unterhält, das kann über das richtige Niveau hinaufgebracht werden. Dann wird das die Atmosphäre für allerlei niedere Organismen, für allerlei kleine Organismen. Dann können sich diese kleinen Organismen da entfalten.

Was das Lebenselement der kleinen Organismen ist, das ist immer im Menschen drinnen, das ist über den ganzen Organismus ausgedehnt. Wird es konzentriert, dann ist es der Lebensboden für Kleinorganismen, für Mikroben (Bakterien und Viren). Da finden diese einen Boden. Aber die Ursache, warum sie da gedeihen können, die ist in ganz feinen Vorgängen im Organismus zu suchen, die sich als das Primäre herausstellen.

Ich spreche nicht aus einer Antipathie gegen die Bazillentheorie heraus. Ich verstehe die Gründe, die die Leute haben, die dem Bazillenglauben huldigen. Das können Sie mir glauben, dass, wenn ich nicht aus sachlichen Gründen so sprechen müsste, wie ich jetzt spreche, ich ihre Gründe anerkennen würde. Aber es ist hier die Erkenntnis, die notwendig zur Anerkennung von etwas anderem führt, die einen zwingt, etwas anderes zu sagen.

Jemand sieht eine Landschaft, wo viele schöne Rinder sind, wohl gepflegt. Er fragt: Warum sind solch schöne Lebensverhältnisse in dieser Gegend? Und er antwortet: Sie kommen von den schönen Rindern her. Er erklärt die Lebensverhältnisse der Gegend damit, dass er darauf hinweist, dass schöne Rinder von irgendwoher da eingezogen sind und sich da ausgebreitet haben.

Das werden wir nicht tun, sondern wir werden die primären Ursachen untersuchen – den Fleiß und den gesunden Verstand der Leute –, und das wird uns erklären, warum auf diesem Boden solche schönen Rinder sich entwickeln können. Wir würden eine oberflächliche Erklärung abgeben, wenn wir sagen würden: Hier ist es schön, hier lebt es sich gut, weil schöne Rinder eingezogen sind.

Die gleiche Logik ist es, wenn ich den Typhusbazillus finde und erkläre: Man hat den Typhus aus dem Grund, weil die Typhusbazillen eingezogen sind. Zur Erklärung des Typhus sind noch ganz andere Dinge nötig, als sich bloß auf die Typhusbazillen zu berufen.

Aber man wird noch auf eine ganz andere Weise irregeführt, wenn man sich einer solchen falschen Logik hingibt. Die primären Prozesse, die den Typhusbazillen die Grundlage für ihr Dasein geben, die sind auch noch die Grundlage für alles Mögliche, was nicht primär ist. Man kann sehr leicht das, was sekundär ist, mit dem eigentlichen ursprünglichen Krankheitsbild konfundieren, damit verwechseln. Das sind die Dinge, die in diesem Punkt zu dem Richtigen führen. Sie zeigen, wie das, was in einem gewissen Sinne berechtigt ist, in seine Grenzen zu weisen ist.

Vielleicht sehen Sie aus der Art und Weise, wie ich diese Antwort gegeben habe – obwohl ich ja nur skizzieren kann, daher leicht missverstanden werden kann –, dass es sich hier nicht um ein Schimpfen gegen die Bazillentheorie handelt, sondern dass es sich darum handelt, die Dinge ganz ernsthaft zu untersuchen.

Da fragt dann jemand:

«Darf ich um einige Beispiele bitten, wie leibliche organische Störungen geistig-seelische Leiden hervorrufen können?»

Auch das würde natürlich heute, wenn es ausführlich beantwortet werden sollte, viel zu weit führen. Aber ich möchte auf eines hinweisen. Es ist in der Entwicklung des medizinischen Denkens der Menschen nicht so, wie es heute in der Geschichte der Medizin dargestellt wird: dass mit Hippokrates die Heilkunde begonnen hat und sich dann der Hippokratismus nur weiterentwickelt hat. Bei Hippokrates waren die letzten Ausläufer einer alten instinktiven Medizin, nicht der Anfang der heutigen intellektualistischen Medizin. Aber wir finden noch etwas anderes.

Aus dieser alten Instinkt-Medizin heraus, solange diese noch geltend war, hat man nicht von Depressionen gesprochen, was eine sehr abstrakte Ausdrucksweise ist, sondern man hat von «Hypochondrie» – das heißt Unterleibsknorpeligkeit – gesprochen. Man hat gewusst, dass es sich dabei um eine Störung im Unterleib handelt, um eine Verhärtung im Unterleib, wenn Hypochondrie (Trübsinn, Schwermut) auftritt. Man kann nicht sagen, dass die Alten mystischer waren als wir. Ebenso kann man sehr leicht zeigen, dass gewisse chronische Lungendefekte mit dem zusammenhängen, was man einen mystischen Sinn der Menschen nennen kann.

Und so könnte man auf alles Mögliche hinweisen, das zeigt, dass die Alten bei den Temperamenten auf Organisches hingewiesen haben. Sie ließen das cholerische Temperament aus der Galle heraus entstehen, aus der weißen Galle, das melancholische Temperament aus der schwarzen Galle, aus all dem, was die schwarze Galle im Unterleib bewirkt. Sie ließen das sanguinische Temperament aus dem Blut entstehen und das phlegmatische Temperament aus dem, was sie «Schleim» (phlegma) nannten.

Dann aber, wenn sie Entartungen der Temperamente sahen, waren das für sie Dinge, die auf die Entartungen des betreffenden Organischen hinweisen. Was da in der Instinkt-Medizin und in der Instinkt-Hygiene getrieben worden ist, das lässt sich in streng wissenschaftlicher Weise in die Seelenkunde hereinnehmen und vom Standpunkt unserer heutigen Erkenntnis aus pflegen.

Hier ist dann eine Frage, bei der man noch mehr missverstanden werden kann:

«Haben Sie Kenntnis von der Augendiagnose? Anerkennen Sie dieselbe als Wissenschaft?»

Es ist richtig, dass man bei einem Organismus und insbesondere bei dem sehr komplizierten menschlichen Organismus aus jedem Einzelnen, wenn man es in der richtigen Weise durchschaut, auf das Ganze schließen kann. Und wiederum: Wo das Einzelne im menschlichen Organismus liegt, das hat eine große Bedeutung. Was der Augendiagnostiker in der Iris untersucht, das ist von dem übrigen Organismus einerseits isoliert, andererseits in einer eigentümlichen Weise in den ganzen Organismus eingeschaltet, sodass ein Ausdruck des Ganzen damit gegeben ist.

Aber gerade bei solchen Dingen darf nicht schematisiert werden. Der Fehler bei solchen Dingen besteht darin, dass schematisiert wird. Es ist zum Beispiel so, dass Menschen mit einer unterschiedlichen Seelen- und Körperverfassung auch unterschiedliche Merkmale in ihrer Iris zeigen. Wenn man so etwas anwenden will, ist eine intime Kenntnis dessen notwendig, was im menschlichen Organismus geschieht, sodass man dann, wenn man diese intime Kenntnis hat, nicht mehr nötig hat, aus dem einzelnen Organ heraus zu schließen. Wenn man darauf angewiesen ist, sich intellektualistisch an irgendwelche Regeln zu halten und schematisch die Dinge zu machen, dann wird nicht viel Gescheites dabei herausschauen. Weiter wird gefragt:

«Welche Beziehung haben Krankheiten für den Fortgang der Weltgeschichte, insbesondere die jetzt neu auftretenden Krankheiten?»

Das ist ein Kapitel für sich, die Kulturgeschichte. Ich will dazu nur das Folgende bemerken. Man muss, wenn man Geschichte studiert, einen Sinn dafür haben, Symptomatologie zu treiben, das heißt, vieles von dem, was heute als «Geschichte» genommen wird, nur als Symptome aufzufassen für manches, was viel tiefer dahinterliegt, was eine geistige Strömung ist, die diese Symptome nur auftreibt. Was in den Tiefen der Menschheitsentwicklung ist, das kommt symptomatisch in dieser oder jener Zeitkrankheit zum Vorschein.

Es ist interessant, die Beziehungen zu studieren zwischen dem, was in den Tiefen der Menschheitsentwicklung waltet, und dem, was sich als Symptom in dieser oder jener

Krankheit abspielt. Man kann aus dem Vorhandensein gewisser Krankheiten auf tiefere Impulse im geschichtlichen Werden schließen, die einer nicht so gearteten Symptomatologie sonst entgehen. Diese Frage weist auf etwas anderes hin, was nicht unwesentlich ist im Verfolgen des geschichtlichen Werdens der Menschheit.

Krankheiten, gleichgültig, ob sie beim einzelnen Menschen oder epidemisch in der menschlichen Gesellschaft auftreten, sind vielfach Reaktionen auf Ausartungen, die vom gesundheitlichen Standpunkt aus vielleicht als weniger schlimm angesehen werden können, die aber von einem moralischen oder geistigen Standpunkt aus als sehr schlimm angesehen werden müssen.

Man darf aber das, was damit gesagt wird, nicht auf die Heilkunde oder auf die Hygiene anwenden. Das wäre ganz falsch: Krankheiten muss man heilen, in der Hygiene muss man menschenfördernd tätig sein. Da darf man nicht sagen: Ich will erst prüfen, ob es vielleicht dein Karma ist, dass du diese Krankheit hast, denn dann muss ich sie dir lassen. Nur wenn das nicht der Fall ist, kann ich sie dir kurieren. Diese Anschauung gilt nicht, wenn es sich darum handelt, zu heilen.

Aber das, was für uns Menschen in unserem Eingreifen in die Natur nicht gilt, das gilt objektiv in der Welt draußen. Und da muss man sagen, dass manches, was als Hang zu unmoralischen Exzessen besteht, sich tief in die Organisation des Menschen eingräbt, sodass dann Reaktionen kommen, die in bestimmten Krankheiten erscheinen. Die Krankheit dient dann zur Unterdrückung eines moralischen Exzesses.

Beim einzelnen Menschen ist es nicht von großer Bedeutung, diese Dinge zu verfolgen. Die soll man seinem individuellen Schicksal überlassen, in die soll man sich ebenso wenig hineinmischen, wie man sich in die Briefgeheimnisse eines anderen Menschen hineinmischt. Geradeso wenig, wie man sich in die Briefgeheimnisse eines Menschen hineinmischen sollte, so wenig sollte man sich in sein individuelles Karma hineinmischen.

Aber in der Weltgeschichte ist das anders. Da handelt es sich darum, dass der einzelne Mensch in der Weltgeschichte mit ihren Gesetzen nur eine statistische Rolle spielt. Man muss immer darauf hinweisen, dass die Statistik der Lebensversicherung eine gute Unterlage bietet, um zu beurteilen, wie hoch die Sterblichkeit ist. Danach lassen sie sich ihre Quoten einzahlen. Die Sache stimmt ganz gut, und die Rechnung ist ganz richtig, es ist alles ganz wissenschaftlich. Aber jemand braucht nicht just in dem Augenblick zu sterben, der ihm von der Lebensversicherungsstatistik ausgerechnet worden ist. Er braucht auch nicht so lange zu leben, als da ausgerechnet wird. Wenn der einzelne Mensch in Betracht kommt, da treten andere Gesetze ein.

Aber wenn Menschengruppen oder gar die Entwicklung der ganzen Menschheit in Betracht kommt, dann kann es gut sein, dass man nicht ein gläubiger, sondern ein wissenschaftlicher Mensch ist, und dass man untersucht, inwiefern Krankheitssymptome und Krankheiten, die auftreten, für moralische Exzesse korrigierend sind. Man kann da eine Rückwirkung der Krankheit sehen – oder wenigstens ein Hervorgerufensein der Krankheit durch etwas, was sich in ganz anderer Form entwickelt hätte, wenn die Krankheit nicht gekommen wäre.

Das sind nur ein paar Punkte, wie das betrachtet werden kann, was durch diese Frage berührt wird. Damit ist aber unsere Zeit so weit vorgeschritten, dass auch wir jetzt den anderen folgen können, die sich schon zahlreich entfernt haben.

Notizbucheintragungen

(s. nächste Seite)

Die konkreten Teile der sozialen Frage

In der Hygiene laufen zusammen

1. Geistiges – die Erkenntnisse
2. Rechtliches
3. Wirtschaftliches

1. Die naturwissenschaftliche Orientierung zerstört die Instinkte
   Schulhygiene
   Verständnis des Hygienischen im öffentlichen Leben
   Der Materialismus
   Entlastung von dem Sachverständigenurteil
   Schlafen – Wachen
   Einsicht
2. Vertieft im Rechtsleben das soziale Gefühl
   Ist so ein Mittel, die Menschen zueinander zu führen
   Soziales Sorgen
   Gesinnung
3. Bringt in das Wirtschaftsleben einen idealen Hochsinn, wenn *sachliche* Gesichtspunkte walten
   Dies bei dem assoziativen Leben
   Wirtschaftliche Kraft

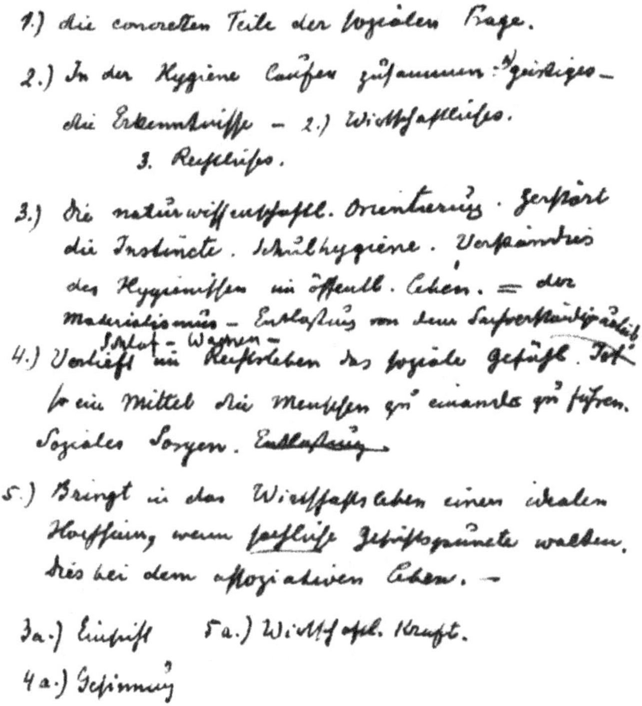

1.) die concreten Teile der sozialen Frage.
2.) In der Hygiene laufen zusammen: 1.) geistiges –
die Erkenntnisse – 2.) Wirtschaftliches.
3. Rechtliches.
3.) Die naturwissenschaftl. Orientierung. Zerstört
die Instincte. Schulhygiene. Verständnis
des Hygienischen im öffentl. Leben. = der
Materialismus – Entlastung von dem Sachverständig[en]urteil.
Schlaf – Wachen –
4.) Vertieft im Rechtsleben das soziale Gefühl. Ist
so ein Mittel die Menschen zu einander zu führen.
Soziales Sorgen. ~~Entlastung.~~
5.) Bringt in das Wirtschaftsleben einen idealen
Hochsinn, wenn *sachliche* Gesichtspuncte walten.
Dies bei dem assoziativen Leben. –
3a.) Einsicht 5a.) Wirtschaftl. Kraft.
4a.) Gesinnung

[illegible]
[illegible]
[illegible] I Heft 1945

Manuskript.
Nicht durchgesehen.
Vervielfältigen, Weitergeben,
Abschreiben nicht gestattet.

Oeffentlicher
Vortrag

von

Dr. Rudolf Steiner

über

"Die Hygiene als soziale Frage",

gehalten im provisorischen Saal des Goetheanums Dornach,

am 7. April 1920.

Meine sehr verehrten Anwesenden!

Dass die soziale Frage zu den die Gegenwart am meisten beschäftigenden Angelegenheiten gehören soll, das wird ja in weitesten Kreisen nicht bezweifelt, und überall, wo man nur ein wenig Herz hat für dasjenige, was sich in der Gegenwart aus der Entwickelung der Menschheitsgeschichte heraus ergibt, was da liegt an drohenden oder zu bearbeitenden Impulsen für die Zukunft, das fasst sich ja zusammen unter dem Namen der sozialen Frage. Man muss aber sagen, dass die Betrachtung, die Behandlung dieser sozialen Frage in der Gegenwart an dem Grundübel leidet, mit dem so vieles in unserem Erkenntnisleben, in unserem moralischen Leben behaftet ist, dass auch diese soziale Frage leidet an dem Intellektualismus unserer Zeit, daran leidet, dass ihre Probleme bloss in dem blossen Gesichtswinkel einer intellektualistischen Betrachtung so häufig gestellt werden. Es wird von diesem oder jenem mehr nach rechts oder links gelegenen Standpunkte über die soziale Frage verhandelt. Das Intellektualistische dieser Verhandlungen zeigt sich darinnen, dass man von gewissen Theorien ausgeht, davon ausgeht, das oder jenes müsse so oder so sein, das oder jenes müsse abgeschafft werden.

Diskussion:

<u>Dr. Steiner:</u> Meine sehr verehrten Anwesenden! Bei solchen Dingen, wie diejenigen, die heute besprochen worden sind, handelt es sich darum, dass man zunächst auf den ganzen Geist des Ausgesprochenen eingehen kann. Es ist daher manchmal schwierig, wenn Fragen schon so formuliert werden, dass sie aus der gegenwärtigen Denkweise und Gesinnung heraus geformt sind, die dann ohne eine Umformung, oder wenigstens ohne eine gegebene Erklärung sachgemäss zu beantworten. So gleich d i e Frage, die Ihnen wahrscheinlich furchtbar, – oder vielen von Ihnen wahrscheinlich furchtbar einfach erscheint, sodass man sie mit ein paar Sätzen oder mit <u>einem</u> Satze beantworten kann:

"Wie gewöhnt man sich das zu lange Schlafen ab?".

Nun, sehen Sie, da ist wirklich, um diese Frage zu beantworten, – ich möchte sagen – es wäre dazu nötig, dass ich einen fast noch längeren Vortrag hielte als den, den ich schon gehalten habe; denn ich müsste erst die verschiedenen Elemente zusammentragen, um diese Frage ganz sachgemäss zu beantworten. Es darf aber vielleicht Folgendes gesagt werden:

Es ist heute in der Menschheit eine fast alle Menschen ergreifende intellektualistische Seelenverfassung vorhanden. Diejenigen, die glauben, aus dem Gefühl heraus zu urteilen oder zu leben, oder glauben eben aus irgend einer anderen Ecke heraus nicht intellektualistisch zu sein, die sind es gerade erst recht. Nun ist der Grundcharakter des intellektualistischen Seelen- und Organlebens der, dass durch dasselbe unsere Instinkte ruiniert werden. Die richtigen Instinkte des Menschen werden ruiniert. Es ist ja tatsächlich so, dass, wenn man heute auf nicht ganz ruinierte Instinkte hinweisen will, man entweder auf die Urmenschheit hinweisen muss oder, nun, sagen wir sogar auf das Tierreich.

Hinweise zu einzelnen Stellen
(mit * gekennzeichnet)

Zu S. 26: Franz Oppenheimer (1864-1943), Arzt, Soziologe, Nationalökonom. s. u. a.: *Die Siedlungsgenossenschaft. Versuch einer positiven Überwindung des Kommunismus durch Lösung des Genossenschaftsproblems und der Agrarfrage* (Leipzig 1896).

Zu S. 28: Dieser Vortrag liegt zwischen dem 18. und 19. Vortrag in einer Reihe von Vorträgen zu Medizinern. Beide Vorträge sind auch in: Rudolf Steiner, *Zum Corona-Rätsel* gedruckt.

Zu S. 37: Der Mensch kann im Denken nur frei sein, wenn seine Gedanken keine Wirklichkeit enthalten. Der Wirklichkeit gegenüber ist der Mensch nicht frei, er muss sich nach ihr richten. Am 29. Oktober 1920 führt Rudolf Steiner z. B. aus:

> «Der Zustand des Intellektualismus … was hat er als seine tiefste Eigentümlichkeit? Das hat er, dass man mit ihm, mit der reinen Intellektualität, überhaupt nichts erkennen kann. Der Intellekt ist gar nicht zum Erkennen da. Das ist der größte Irrtum, dem sich der Mensch hingeben kann: dass der Intellekt zum Erkennen da sei.»

Zu S. 57: Moriz Benedikt (1835-1920), österreichischer Neurologe und Kriminalanthropologe. Spezialist in Elektrotherapie und Neuropathologie. In *Rudolf Steiners Bibliothek* (S. 1200) findet sich von ihm u. a.: *Zur Psychophysik der Moral und des Rechtes* (Wien 1875); *Die Seelenkunde des Menschen als reine Erfahrungswissenschaft* (Leipzig 1895); *Hypnotismus und Suggestion. Eine klinisch-psychologische Studie* (Leipzig/Wien 1894).

Zu S. 58: Carl Lange (1834-1900), dänischer Psychologe. Rudolf Steiner besaß die 2. Auflage des von ihm zitierten «Büchelchen» (*Rudolf Steiners Bibliothek,* Me 139, S. 565): *Die Gemütsbewegungen. Ihr Wesen und ihr Einfluss auf körperliche, besonders auf krankhafte Lebenserscheinungen.* Eine medizinisch-psychologische Studie. Dr. C. Lange (Würzburg 1910). Die 1. Auflage hieß: *Ueber Gemüthsbewegungen. Eine psycho-physiologische Studie,* von Dr. C. Lange (Leipzig 1887).

Dieser **öffentliche Vortrag** mit anschließender **Fragenbeantwortung** wurde von Rudolf Steiner am 7. April 1920 im provisorischen Saal des Goetheanums (Dornach) gehalten. Er liegt zwischen dem 18. und 19. Vortrag in einer Reihe von 20 Vorträgen, die Rudolf Steiner 1920 für Ärzte und Medizinstudierende gehalten hat. Der 18. und der 19. Vortrag sind ebenfalls von den *Rudolf Steiner Ausgaben* in: Rudolf Steiner, *Zum Corona-Rätsel* veröffentlicht.

Der Titel des Vortrags wird Rudolf Steiner zugeschrieben. Die vorliegende Textfassung geht auf die Klartextnachschrift der Stenografin Helene Finckh zurück (s. Faksimile der jeweils ersten Seite S. 74-75). Vortrag und Fragenbeantwortung liegen in zwei fast gleichlautenden Anfertigungen vor. Aus der Fragenbeantwortung geht hervor, dass die Fragen dem Redner in schriftlicher Form vorlagen. Einzelne Stellen, denen ein «Hinweis» (s. S. 76) entspricht, sind mit einem Sternchen (*) gekennzeichnet.

Was die **Notizbucheintragungen** betrifft, s.: *Studienkommentare zum medizinischen Werk Rudolf Steiners 1,* Peter Selg, Péter Barna (Hg.), S. 261.

In der Rudolf Steiner Gesamtausgabe (GA) sind Vortrag und Fragenbeantwortung im Band 73a – Rudolf Steiner, *Fachwissenschaften und Anthroposophie* – und im Band 314 – *Physiologisch-Therapeutisches auf Grundlage der Geisteswissenschaft, Zur Therapie und Hygiene* – gedruckt. Der Vortrag wurde zum ersten Mal von Roman Boos in: *Phänomene und Symptome* (1. Jg. 1926, Heft Nr. 3-5½, S. 60-82) herausgegeben.

Inhaltsangaben und Hinweise dieser Ausgabe stammen vom Redakteur. Auf der Webseite der *Rudolf Steiner Ausgaben* findet der Leser alle vorhandenen Unterlagen faksimiliert wiedergegeben.

Fachausdrücke der Geisteswissenschaft

Entwicklung von Erde und Mensch

7 planetarische Zustände der Erde:	1. Saturn-, 2. Sonnen-, 3. Monderde, 4. Erde (jetziger Planet), 5. Jupiter-, 6. Venus-, 7. Vulkanerde
7 geologische Zeiten der jetzigen Erde:	1. Polarische, 2. hyperboreische, 3. lemurische Erdzeit 4. atlantische Erdzeit 5. nachatlantische (die jetzige), 6., 7. Erdzeit
7 Kulturperioden der «nachatlantischen» Zeit (je 2160 Jahre):	1. Indische, 2. persische, 3. ägypt.-chaldäische Kulturper. 4. griech.-römische Kulturperiode (747 v.–1413 n.Chr.); 5. unsere Kulturperiode (1413–3573 n.Chr.), 6., 7. Kulturper.

Das Wesen des Menschen

3 Körper-Hüllen:	1. Physischer Körper 2. Ätherischer Körper, Ätherleib, Bildekräfteleib 3. Astralischer Körper, Astralleib, Empfindungsleib
3 Seelen-Kräfte:	1. Empfindungsseele 2. Gemüts- oder Verstandesseele 3. Bewusstseinsseele
3 Geistes-Glieder:	1. Geistselbst (höheres Ich) 2. Lebensgeist 3. Geistesmensch
Aus 9 wird 7:	1. Physischer Leib, 2. Ätherleib, 3. Astralleib, 4. Ich, 5. Geistselbst, 6. Lebensgeist, 7. Geistesmensch

Dreiheit in Mensch und Welt

Geistige Wesen:	«Luzifer»	«Christus»	«Ahriman»
Evangelium:	Diabolos	Streben nach Gleich-gewicht	Satanas
Geistig:	Spiritualismus		Materialismus
Seelisch:	Schwärmerei		Pedanterie
Physisch:	Entzündung		Sklerose
Moralisch:	hemmend	fördernd	hemmend

Naturelemente

Ätherwelt:	Wärmeäther	Lichtäther	Ton-/Zahlenäther	Lebensäther
Phys. Welt:	Wärme	Luft	Wasser	Erde
Unternatur:	Schwerkraft	Elektrizität	Magnetismus	Atomkraft
Naturgeister:	Salamander	Sylphen	Undinen	Gnomen

Stufen der Einweihung

1. Imagination:	Bilder sehen – in der Akasha-Chronik (Ätherwelt)
2. Inspiration:	Worte hören – in der Seelenwelt (Astralwelt)
3. Intuition:	Wesen erkennen – in der geistigen Welt (Devachan)

Rudolf Steiner (1861-1925) ergänzt die moderne Naturwissenschaft durch eine umfassende Geisteswissenschaft, die Anthroposophie, die in der heutigen Kultur eine einzigartige Herausforderung zur Überwindung des Materialismus ist, der die Menschheit in den Untergang zu führen droht.

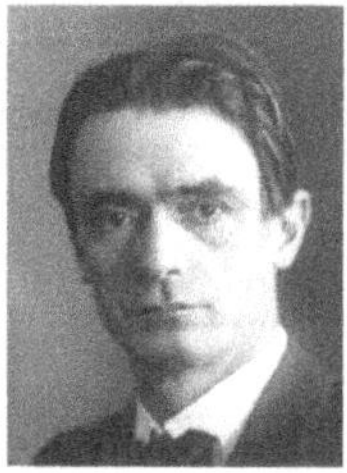

Die Anthroposophie hat ihre Fruchtbarkeit vor allem in der Erneuerung verschiedener Lebensbereiche gezeigt: der Erziehung, der Medizin, der Kunst, der Landwirtschaft. Der Wahrheitsgehalt der Geisteswissenschaft lag Rudolf Steiner ganz besonders am Herzen, weil er in ihm den Inspirations- und Kraftquell für alle äußere Tätigkeit sah.

Von den Vorträgen Rudolf Steiners sind Klartextübertragungen und Nachschriften unterschiedlicher Qualität erhalten. Die Vorträge lagen bis vor Kurzem überwiegend in einer stark bearbeiteten Fassung vor. Die ursprünglichen Klartextübertragungen, die zu Beginn des 21. Jahrhunderts der Öffentlichkeit zugänglich gemacht worden sind, machen es möglich, dem von Rudolf Steiner gesprochenen Wort näherzukommen.